陈柏儒

著

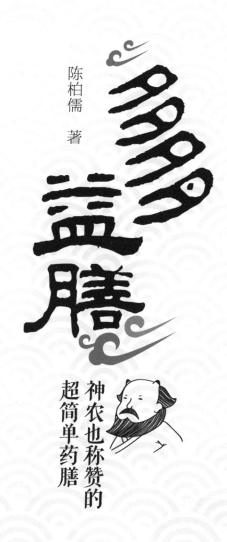

益膳

神农也称赞的
超简单药膳

中国轻工业出版社

图书在版编目（CIP）数据

多多益膳：神农也称赞的超简单药膳／陈柏儒著.
—北京：中国轻工业出版社，2016.6
　　ISBN 978-7-5184-0307-3

　　Ⅰ.① 多… Ⅱ.① 陈… Ⅲ.① 养生（中医）—基本
知识　Ⅳ.① R212

中国版本图书馆CIP数据核字（2016）第040687号

本著作中文简体字版经厦门墨客知识产权代理有限公司代理，由开始出版有限公司授权中国轻工业出版社在中国大陆出版、发行。

责任编辑：李亦兵　贾　磊　　责任终审：张乃東　　封面设计：锋尚设计
版式设计：锋尚设计　　　　　　责任校对：燕　杰　责任监印：张　可

出版发行：中国轻工业出版社（北京东长安街6号，邮编：100740）
印　　　刷：三河市万龙印装有限公司
经　　　销：各地新华书店
版　　　次：2016年6月第1版第1次印刷
开　　　本：720×1000　1/16　印张：12
字　　　数：240千字
书　　　号：ISBN 978-7-5184-0307-3　定价：38.00元
邮购电话：010-65241695　传真：010-65128352
发行电话：010-85119835　010-85119793　传真：010-85113293
网　　　址：http://www.chlip.com.cn
Email：club@chlip.com.cn
如发现图书残缺请直接与我社邮购联系调换
150352S1X101ZYW

唐代养生专家孙思邈，一生奉行食治、怡老，是历史上著名的长寿医家。他认为，"医者，当须先洞晓病源，知其所犯，以食治之，食疗不己，然后命药。"食物除了提供我们身体代谢必需的营养素外，还具有除邪气、安脏腑、养气血、悦精神等作用。"食养"是自古以来，中医学家防治疾病的最佳处方。

我国自古就有"寓医于食"的观点，且"药食同源"，将中药材与食材互相结合成为药膳是中医学独特的发展思路。根据中医药基础理论、营养学与膳食料理等理论所做出来的药膳食疗，是最佳养生方式，具有防病、保健、治病及延年益寿的作用。

药膳，是利用饮食调整人体机能、提升免疫力的好方法，必须在中医理论的指导下，遵循一定的原则运用。中医讲求"辨证论治"与"整体观念"，药膳可视为中医防治疾病的重要一环，自然也要依照每个人的年龄、性别、体质、健康状况，配合四时节令气候，去选择适合的中药材与食材。因为每一种药物、食物都有其四气、五味及功效，药物与药物之间以及药物与食物之间也要遵循中医药配伍宜忌，每一个环节都有其考究。

高徒柏儒出身中医药世家，三代从事中医药行业，精通古今医理，临证心得颇多，勤于耕耘著书。此书精选常用中药材二十味，详实介绍其功效、选购与居家运用方式，并依照四季与常见病证列举适用的药膳，且图文并茂，易学实用，是居家必备的药膳参考指南。此书不可多得，深为可喜，乐而作序。

王旭博士简历

- 南京中医药大学教授、博士生导师

- 江苏省中医院主任医师

- 世界中医药联合会内分泌专业委员会副会长

- 中国中医药学会糖尿病专业委员会副主任委员

- 世界中医药联合会糖尿病专业委员会常务理事

- 世界中医药联合会亚健康专业委员会理事

- 江苏省中医药学会糖尿病专业委员会主任委员

- 江苏省抗衰老学会理事

我们家三代从事中医药行业，爷爷已 97 岁高龄，仍然行动自如且生活自理。父母亲均已迈入古稀之年，身体依然硬朗，没有任何慢性疾病，生理机能的退化也较同龄人缓慢，对于身为儿女的我们来说，这是一种难以言喻的幸福。

经常有人问，有什么养生秘诀吗？其实，父母亲生活规律简单，我们家餐桌的菜式也极为普通，若有任何特别之处，应该就是不定时会有一锅比较特别的汤品。母亲总是会根据节令或是家人健康状态烹煮一锅汤品，春天可能是补气的黄芪红枣鸡汤，夏天是消暑的莲子绿豆汤，或是增进食欲的四神山药猪肚汤，冬天自然药膳汤品出现得多，红枣乌鸡汤、人参鸡汤、首乌排骨汤经常见到。每逢我们遇到大考时，大概都会有碗补元气的人参枸杞鸡汤摆上书桌，生理期不舒服时也会有一碗属于你的汤在餐桌上。对我们而言，这也许就是无形的健康基础。

随着人口高龄化的发展，慢性疾病已经成为人类健康的最大威胁，活得越久，与疾病为伍的时间越长，因此人们开始体会到及早做好预防的重要性。利用日常三餐饮食来调整生理机能，提升免疫力、抗病力，是最简单易行的养生方式。

"药膳"是饮食疗法之一，西医一直以来有疾病饮食之说，肾脏病、糖尿病、高血压等慢性疾病均有其特殊饮食宜忌，病态肥胖患者也有所谓的减重饮食。近年来，西医不再主张对抗医学，营养医学逐渐受到重视。中医药膳则兼具中医药、营养医学理论基础，有中医预防医学——"未病防病"与"病后复原"的含义，不但可用来辅助药物治疗，缩短疾病病程、减轻病情，平常还可用来调整体质，增加抗病力，是亚健康人群的最佳保养方式，可以矫正亚健康状态，使自己更趋向健康。

现代人生活忙碌，几乎餐餐外食，每周安排一次药膳食疗，有助修复身心疲劳，改善体质，平衡免疫系统。药膳料理其实不难，居家常备药材、食材就能变化出一道道美味又有效果的药膳。

进行药膳养身之前，需先了解自己的体质属性是什么，再根据四季气候和当下的身体健康状况，选择与属性相对应的"药""食"与"药膳"，并按照"使用宜忌"来搭配。只要照着书中内容操作，您也能成为神农氏。

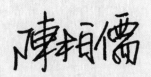

目 录
contents

❖ 第二章 ❖
Chapter 2

中医养生药膳常用药食

补气类

❖ 第四章 ❖
Chapter 4

强身保健吃这款

第一章

Chapter 1

中医养生药膳学问多

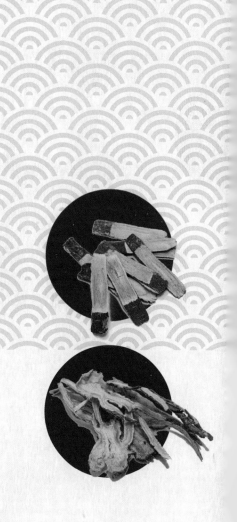

近年来养生话题被热炒，药膳食疗是最常被用来应用于身体保养的方法之一。许多人对于"药膳"的印象就是黑乎乎带有药味的汤，认为药膳就是把中药材加点肉烹煮，或者是冬季进补时才需要吃。

其实，我国自古就有"寓医于食"的观点，教人在平时就能善用药膳，达到食养的目的。许多中医学典籍都有相关记载，例如《千金要方》里的"食治篇"，强调健康的根本要从饮食入手，后来又有饮食疗法专著《食疗本草》。饮食疗法在古代有"食养""食治""食疗"等名称，也就是说，食物可以用来调养身体或治疗疾病。现代医学之父希波克拉底曾说"让你的食物成为你的药物，你的药物就是你每天吃的食物"（Let your food be your medicine and let your medicine be your food），通过日常生活中的饮食来调整身体内外环境，使之达到"阴阳平衡"的健康状态是中外一致的理念。

饮食疗法与我们普遍认识的"药膳"有无分别呢？药膳是将中药材与食材结合，根据中医学的理论基础烹煮成膳食，最早出现在《后汉书·烈女传》"母恻隐自然，亲调药膳，恩情笃密"的句子中。最早的药膳方是1973年年底在湖南马王堆出土的《五十二病方》，里面记载的52个病方是现今发现最古老的医方，其中光是食物类药品就占了1/4，而最早的医学典籍《神农本草经》中也有很多药食的收录。

药膳属于饮食疗法之一，但是饮食疗法却不一定都是药膳类，只是历来作为饮食疗法的膳食大多采用"药食"，因此现在的食疗经常与药膳画上等号，事实上中医养生药膳学问是很多的。

药食同源且同理

人类的老祖先们在远古时代，为了生存果腹，必须在自然界中寻找食物，在狩猎、农耕过程中，发现了某些植物、动物不仅可以供充饥，对于某些身体问题也有治疗作用，于是逐渐区分出食物与药物，不过这些食物、药物的源头都是一样的。

唐代的《黄帝内经太素》提到"空腹食之为食物，患者食之为药物"，自古食物与中药材都同样来自自然界的动物、植物、矿物，先人经过时空演进、经验积累，才逐渐分化出药物与食物的分野，这就是"药食同源（医食同源）"的思想，也是饮食疗法发展的基础。

食物与药物既然同出一源，作用原理自然也相同，也就是"药食一体"。药物与食物都具有独特性能、功效，既可将药物作为食物，也能将食物赋予药用，中医在做医疗处置时，可能单纯使用药物或食物，也可能将食物、药物互相结合成药膳，达到"药借食力，食助药威"的目的。

台湾地区经常作为膳食的中药材

截至目前，台湾地区卫生福利主管部门公告的可供食品使用的中药材共计 215 种。其中最常作为药膳的中药有：

菊花、蜂蜜、黄精、薄荷、决明子、石斛、陈皮、砂仁、百合、荷叶、银耳、山药、莲藕、龙眼肉、黑枣、枸杞子、梨、柿、山楂、红莲花、白莲花、芡实、红枣、芝麻、胡桃（核桃）、栗子、松子、莲子、薏苡仁、大麦、小麦、粳米、糯米、黑豆、大豆、绿豆、红豆、燕麦、木耳、葱、蒜、小茴香、八角茴香（大茴香、八角、大料）。

药膳的作用

　　中医养生药膳主要由中药材与食材根据中医药基础理论、营养学与膳食料理等理论所共同配伍组合而成。从"药食同源同理"的概念来看，药材、食材都会有其特有的性质（性味）、效能，而这些特质就是构成药膳功效的主要元素。

　　中医对于健康的定义非常简单，只有"阴阳平衡"四个字，虽然只有四个字却非常深奥。"阴阳"涵盖了宇宙一切事物，它们之间互相对立、互相依存也会互相转换，"阳"代表向上、光明、温热等特质，"阴"代表向下、黑暗、寒凉等特质。阳与阴在人体内是一种"动态平衡"，彼此之间不完全对等，但也不能有一边明显过多或过少。中医认为，身体出现健康问题，代表阴阳之间互相有消长、有盛衰。举例来说，阴虚的人，通常是因为阴不足以制衡阳，可能导致火旺（热），因而出现低热、手足心发热、午后潮热、口燥咽干等问题，这时候就需要养阴，让阴与阳之间能够互相平衡。

　　如何矫正身体出现的阴阳失衡呢？饮食、运动、生活作息这些都能帮助身体维持健康。如果这阴阳跷跷板倾斜得太厉害，该怎么办？这时候就可以透过药膳食疗来帮助矫正。药膳有两大元素——中药材与食材，它们本身具有的偏性（四气、五味）可用来纠正失衡的阴阳。举前面"阴虚证"的例子，阴虚会使体内生热，有热就需要用清热的方式把烧得过旺的火抑制冷却，可选用属性偏寒、偏凉的药食来平衡，不过因为阴已经偏虚，不能再用过于寒凉的药食，所以可以选银耳、百合、山药、莲藕、麦冬、沙参这类既能清热又能滋阴的药食。

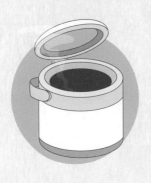

　　除了利用偏性可以矫正失衡的阴阳，让身体趋向健康状态，药物、食物本身也有其功效、作用。举例来说，同样可以用于阴虚证的百合与山药，二者在适用对象方面又可再做区分：百合较适合用来养阴润肺，而山药则比较适合用来处理脾胃问题。因此药膳的搭配也要考虑各种症状表现，这正是中医的简单与深奥，虽然只是阴阳二字，却涵盖了中医理论中的全部。

药膳还有一个功效是来自于食物，在营养学上，食物本身的营养素可以供给身体热能、动能，让内脏组织可以正常运作。中医防病、治病最重视"扶正固本"，"正"指的是正气，也就是抗病力；"本"指的是根本，它不单指先天之本——肾，应该还要注重后天之本——脾胃，因为没有健康的脾胃功能，就无法将精微物质（营养素）充分吸收及运送到身体各部位去作用。这些都与每天从饮食中获取的营养素有关，这也就是药膳搭配必须面面俱到兼顾均衡的原因。

◎ 调理滋养 ◎

《黄帝内经》提到："五谷为养，五果为助，五畜为益，五菜为充。"意思是说这些日常饮食是人们赖以生存的根本。《难经》中也有提到："人赖饮食以生，五谷之味，熏肤，充身，泽毛。"饮食提供给我们糖类、脂肪、蛋白质、维生素、矿物质等营养素，这些中医所谓的水谷精微，靠着良好的脾胃运化（消化吸收），输送到全身，滋养我们的五脏六腑、经脉、四肢、骨骼、皮毛等。这些营养素成为身体活动的能量，也让我们有了对抗疾病的能力与病后恢复的自愈力。透过药膳可以帮助病后调养，改善体虚者体质。

◎ 疾病治疗 ◎

药物与食物都有偏性，可以利用这特性来进行疾病的治疗。药膳治病也是通过祛除病因、扶正补虚、矫正阴阳偏盛等方式来使阴阳恢复平衡状态。

许多疾病可以用简单药膳达到治疗目的，古医书当中有非常多的方剂其实都是常见的膳食药膳。例如，葱豉汤，可以用来治疗感冒、头痛、恶寒发热；当归生姜羊肉汤，可以用来治疗阳虚者痛经、手脚冰冷。

◎ 疾病预防 ◎

中医认为人会生病主要是因为自身的抗病力、自愈力下降，也就是身体的正气不足，所以才会受到邪气（致病因素）侵袭，药膳兼具药物治疗功效，又有食物的营养作用，可以帮助身体防御能力提升，进而预防疾病发生。

根据节令，在季节交换最容易生病的时候，可利用药膳来提升抗病力。例如，以玉屏风散（黄芪、白术、防风）为基础的药膳（参照第三章——春季食疗"黄芪防风鸡汤"），可以预防冬春、秋冬季节变换时的感冒。

◎ 延缓衰老 ◎

老化是每个人必经的生命历程，不过有人却早早就出现衰老现象，有人虽然活得很久，但大半时间都是与病共存、与药为伍。

中医认为，衰老主要是由于肾精的衰减所导致。肝肾功能虚衰不足会加速老化，偏偏现代高压的生活环境，紊乱的作息，最容易消耗肝气与肾精，使人未老先衰，通过药膳能补肝滋肾，进而让岁月时钟走得更慢些。

中医养生药膳
也要量身打造

> **药**膳是中国独有的文化内容之一，在中医学理论架构之下，兼具烹饪学与营养学概念。因此在选择药膳方时必须要遵循这些理论基础，才能达到预期效果。

◎ 辨证用膳 ◎

中医治病讲求"辨证求因，审因论治"，中医所谓的"证"，是指证型或证候，是疾病发生与演变过程中某阶段本质的反映，以一组相关症状，用以表示病因、病机、病位、病性、病势。也就是说，一个证型背后会有一整套症状，而症状则包含了自我主观感受，如头痛、胸闷、胃痛等，以及医师经由诊断方式获得的客观资讯，如体温38℃、脉细数、舌红苔薄等。

证候反映疾病的发展过程，包含一组症状，而症状只是疾病表象，背后涵盖着复杂的病因、病机，中医透过辨证过程找出病因，根据致病因素选择治疗方法与处方用药。

使用药膳养生也必须经过详细辨证，再依照个人健康状态去选择适合的药膳方以及药食配伍。举女性最常见的血虚证为例，心悸、头晕是许多女生经常发生的症状，可是胆虚证、血虚证都有可能发生，此时就需要再找更多症状，血虚证通常有一整组症状，比方脸色苍白无血色或是萎黄，指甲、嘴唇色淡，头晕、目眩，心悸，失眠，手足发麻，月经量少，月经延迟等，此时应该选用补血益气药膳（参照第四章的"补血益气药膳"），可以选择补血药食，如红枣、当归、龙眼等，同时要搭配补气的药食（如黄芪）来辅助补血药食发挥作用。

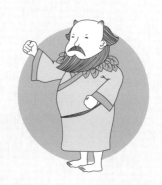

◎ 因人施膳 ◎

　　每个人的先天体质、后天健康状况，以及年龄不同，所使用的药膳也不应相同。幼儿因为体质娇嫩，且体性偏阳盛，因此不能用大寒大热的药食，也不宜长时间服用药膳，因为药膳虽然药性较轻，但是对于娇嫩的孩童，长期下来仍会造成体质偏颇。通常幼儿以调养脾胃健康为主，可使用健脾开胃的药膳。如果幼儿先天体质较弱，需要使用药膳调养，可征询专业中医师意见。孕妇进补时必须详细辨证，选择药食要注意不能用活血、破淤或含毒性的药食（参照第21页"孕妇乱服药恐流产"），以免造成流产。女性比较容易出现血虚、阴虚的问题，可选择补益气血与滋阴类药膳。男性最常出现的问题是肾阳虚，可以选择补肾阳的药膳。老年人大多有肝肾不足的问题，选择药膳必须兼顾补肾与养肝。

　　体质是父母给我们的第一笔资产，可是后天环境与健康状态也会影响体质发展，以药膳养生主要是要调整失衡的体质，因此必须区分体质类型，注意饮食宜忌。

体质类型	平和体质	气虚体质
说明	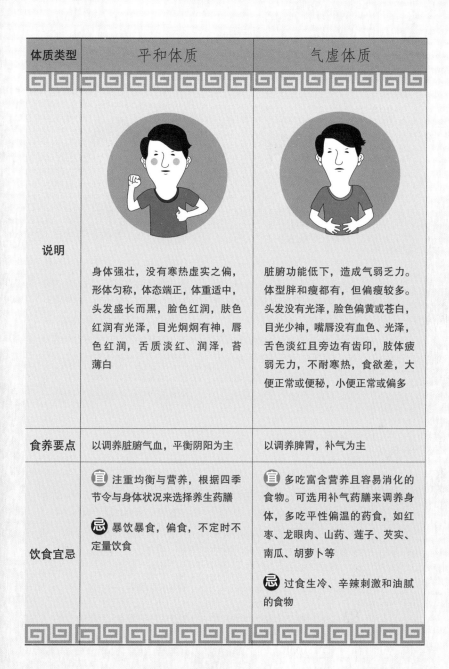身体强壮，没有寒热虚实之偏，形体匀称，体态端正，体重适中，头发盛长而黑，脸色红润，肤色红润有光泽，目光炯炯有神，唇色红润，舌质淡红、润泽，苔薄白	脏腑功能低下，造成气弱乏力。体型胖和瘦都有，但偏瘦较多。头发没有光泽，脸色偏黄或苍白，目光少神，嘴唇没有血色、光泽，舌色淡红且旁边有齿印，肢体疲弱无力，不耐寒热，食欲差，大便正常或便秘，小便正常或偏多
食养要点	以调养脏腑气血，平衡阴阳为主	以调养脾胃，补气为主
饮食宜忌	宜 注重均衡与营养，根据四季节令与身体状况来选择养生药膳 忌 暴饮暴食，偏食，不定时不定量饮食	宜 多吃富含营养且容易消化的食物。可选用补气药膳来调养身体，多吃平性偏温的药食，如红枣、龙眼肉、山药、莲子、芡实、南瓜、胡萝卜等 忌 过食生冷、辛辣刺激和油腻的食物

体质类型	血虚体质	阳虚体质
说明	因血液不足或滋养功能减弱，使得全身细胞得不到充足的氧气及养分供应。体型大多瘦弱，头发毛躁没有光泽，脸色萎黄或苍白，唇舌色淡没有血色，肌肤干燥无光泽，精神不振，倦怠乏力，动则气喘，便秘	身体阳气亏虚不足，致使体内阴寒盛。形体大多肥胖，脸色苍白无光泽，容易掉发，两眼浮肿晦暗，口唇色淡红，舌质淡胖且边有齿印，舌苔白，四肢冰冷，背部、腹部怕冷，容易倦怠，大便稀软不成形，小便清长
食养要点	以调养肝脾，养血为主。辅以行气、滋阴	以温补脾肾阳气为主
饮食宜忌	宜 多吃富含铁质、维生素 C、B 族维生素的食物。可选用补血益气的药膳来调养，多吃平性偏温又补血的药食，如当归、枸杞子、红枣、龙眼肉、桑葚、葡萄、荔枝、黑芝麻、黑木耳、乌鸡等 忌 过食生冷、辛辣刺激和油腻、燥热的食物（油炸、烧烤等）	宜 多吃甘温益气的食物。可选用温热性质的药食，如补骨脂、杜仲、熟地黄、人参、黄芪、红枣、鹿茸、冬虫夏草、山药、荔枝、樱桃、龙眼肉、栗子、核桃、南瓜、胡萝卜、羊肉等 忌 生冷、寒凉、油腻的食物

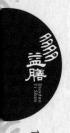

（续表）

体质类型	阴虚体质	痰湿体质
说明	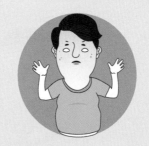身体阴液（包含体液、血液等）不足，使身体缺乏滋润，而导致阴虚阳亢的体质。体形瘦长，脸色多偏红或颧红，皮肤干燥，眼睛巩膜血丝较多，两眼干涩，视物昏花，容易流鼻血，口燥咽干，唇红干燥，舌红少苔或无苔，手足心发热，大便偏干或便秘，小便短赤	体内痰饮水湿滞留，体形大多肥胖丰腴，脸色偏黄且暗沉，泛油光，易生痤疮、黄褐斑，汗多且黏，四肢沉重，大便正常或稀软，经常觉得解不干净，小便少且混浊，口中有黏腻感，舌头表面有淡白的颜色，舌头大且两侧有齿痕，舌苔湿润
食养要点	以降火滋阴，补养肝肾为主	以健脾化痰去湿为主
饮食宜忌	宜 多吃甘寒清润的药食，可选择银耳、燕窝、黄精、麦冬、天冬、玉竹、百合、沙参、阿胶等滋阴润燥的药食 忌 辛辣刺激、燥热、油腻的食物	宜 多吃偏甘、寒，且能利湿化痰的食物，可选择砂仁、陈皮、茯苓、白果、莲子、芡实、薏苡仁、荞麦、黄豆、红豆、黑豆、冬瓜、洋葱、丝瓜、萝卜、胡萝卜等药食 忌 辛辣、燥热、肥腻、滋补的食物，生冷食物及冰品，尤其是含糖饮料

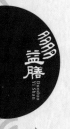

体质类型	血淤体质	气郁体质
说明	身体经脉不畅，阻碍血液运行，导致血液淤阻。体型大多偏瘦，头发容易脱落，脸色黧黑，脸颊部有微细血管，肤色偏暗或有红斑、斑痕，肌肤干燥，眼眶暗黑，容易口干但却不喜欢喝水，口唇色黯或呈紫色，舌质青紫暗，或有点状或片状淤斑，舌下有静脉曲张	脏腑功能失调，造成气机郁滞。这种体质对身体影响较大，因为一旦气受到阻滞，血液、津液等身体水分就会跟着受阻，可能转化成血淤或痰湿甚至阳虚体质。气郁体质经常出现于女性，主要以肝郁不舒、气机郁滞为特征。这类人体型偏瘦，脸色苍白或萎黄，无光泽，易长黄褐斑、肝斑，经期前易长痤疮、粉刺，食欲不佳，易打嗝、腹胀，舌头淡红色，舌苔薄白，大便干燥，小便正常，经常唉声叹气，个性内向，沉默寡言，多抑郁
食养要点	以活血化淤为主	以调畅气机，调理脾胃功能为主
饮食宜忌	宜 多吃活血行气、祛淤散结、疏通经络的食物，如当归、川芎、益母草、丹参、骨碎补、菠萝、韭菜、洋葱、大蒜、熟莲藕、黑木耳、胡萝卜、竹笋、茄子等 忌 寒凉、生冷、冰凉及肥甘厚腻的食物	宜 多吃性平性偏温，具补气、补脾胃及行气作用的食物。可选择川芎、木香、砂仁、香附、陈皮、橘子、柚子、洋葱、丝瓜、圆白菜、萝卜、玫瑰花、茉莉花等药食 忌 燥热、辛辣刺激、肥甘厚腻、生冷、冰凉食物

◎ 因时而异 ◎

中医重视人与大自然之间和谐共存的关系，也就是"天人合一"，人必须与日月相应，顺应自然节律生活，因此养生必须"顺时而为"。一天有四个时段，一年有四季，一天有十二时辰、二十四小时，一年有十二个月、二十四节气，这些都是祖先历代流传下来的生活智慧，一天就像是一年的缩影，因此顺时养生很重要，什么时间该做什么事都不应该悖逆。

春天万物复苏通肝气，因此要注重养肝疏肝；夏季万物长养通心，所以要清补强心；秋天万物肃杀宜养肺，所以要滋阴润肺；冬季万物闭藏宜养肾，要温补肾精（参照第三章）。

> **做**出一道色、香、味兼具的药膳不算太难，只要多注意烹调技巧就可以，但是要做一道能起到效果的药膳，需要更多的心思，除了要注意人、时、证的差异，药材、食材的选择与搭配也要讲究"门当户对"。

药食有其独特性质，也就是中医所谓的"四气""五味"。四气又称四性，是指寒、热、温、凉这四种性质；五味指的是酸、苦、甘、辛、咸这五种味道。依照身体特质、气候变化选择适合的性味，可以帮助身体矫正失衡的阴阳，如果选错药食的性味，轻则损伤脏腑、经络、气血，重则加重身体阴阳偏盛，最终导致疾病化。

◎ 药食的四气 ◎

温、热、寒、凉四气分属阴阳，温热属阳，寒凉属阴。可以透过调节寒（凉）热（温）变化来矫正人体的阴阳盛衰。温热性的食物，可以用来消除与平衡体内的寒证。例如，葱白可用在因为风寒引起的感冒中，生姜可用于因为过食冰品、冷饮造成的胃寒性腹痛。同样，寒性或凉性药食则用来改善体内的热证。

● **温热属性的药食**

作用：温里、散寒、助阳、补火、御寒、温经、通络等。

适合体质或疾病证型：偏寒、偏阴者。

适合食用季节：春季及秋冬。

● **寒凉属性的药食**

作用：清热、消暑、除燥、降火、滋阴、凉血、清心等。

益膳
Duoduo
Yi Shan

适合体质或疾病类型：偏阳、偏热者。

适合食用季节：夏季气温较高时。

此外，在四性之外还有一些性质平和的药食，适合各种体质，通常四季都可食用。

属性\\食物种类	水果	蔬菜
平　性	葡萄、柠檬、木瓜、草莓、菠萝、枇杷、李子、无花果、青梅	菜花、豌豆、四季豆、黑木耳、银耳、萝卜、胡萝卜、油菜、青椒、茼蒿、圆白菜、甘蓝、马铃薯、红薯、黄豆芽、香菇、金针菇、玉米、秋葵
温　性	龙眼、荔枝、樱桃、番石榴、水蜜桃、红枣、金橘、杨梅、桃、杏、山楂、乌梅、椰子、番荔枝	油菜、大头芥菜、蒜、香菜、生姜、葱、茴香、韭菜、熟莲藕、熟萝卜、洋葱、雪里蕻、桂皮、南瓜、芦笋、紫苏
热　性	榴莲	
凉　性	苹果、莲雾、甘蔗、香瓜、柳丁、无花果、枇杷、芒果、梨、橘子、脐橙	莲藕、番茄、冬菇、白萝卜、丝瓜、芹菜、茄子、金针、菠菜、红苋菜、茭白
寒　性	西瓜、香瓜、水梨、柚子、葡萄柚、杨桃、柿子、香蕉、猕猴桃、梨、甘蔗、哈密瓜	竹笋、黄瓜、苦瓜、白菜、空心菜、龙须菜、豆瓣、荸荠、绿豆芽、冬瓜

食物种类 属性	谷类、豆类、坚果类	肉类、蛋类	水产
平 性	白米、糙米、黄豆、黑豆、红豆、黑米、粳米、蚕豆、毛豆、白豆、豌豆、豇豆、榛子、葵花子、南瓜子、松子、白芝麻、花生、腰果、黑芝麻、菱角	猪肉、猪心、猪肺、猪肝、猪肾、猪蹄、牛肚、鸡蛋、鹅肉、鹌鹑、鹌鹑蛋、鸽蛋	青鱼、黄鱼、鳗鲡（白鳝、青鳝、青鳗等）、海鳗、青砖鱼、鲨鱼、鲤鱼、鲫鱼、鳕鱼
温 性	糯米、高粱、扁豆、核桃仁、栗子、杏仁、刀豆、鹰嘴豆、纳豆	黄牛肉、鸡肉、乌鸡、蛋黄、羊肉、猪肚、火腿、鸽肉	虾、黄鳝、黄花鱼、河豚、牡蛎、草鱼、带鱼、海马、海虾、海参
热 性		羊肉	
凉 性	小米、荞麦、大麦、小麦	蛋白、兔肉、鸭蛋、咸蛋	鲍鱼、蛤蜊、发菜
寒 性	绿豆	鸭肉、松花蛋	紫菜、海带、海藻、海蜇、蚌类、章鱼、乌鱼、蟹、田螺

食物种类 / 属性	药食	花和茶	其他
平 性	白果、百合、燕窝、莲子、薏苡仁	荷花、桃花、普洱茶	豆浆、冰糖、酸奶、牛奶、乳酪
温 性	红枣、黑枣、龙眼	茉莉花、月季花、玫瑰花、红花	红糖、麦芽糖、醋、沙茶酱、羊奶、雪蛤、淡酒、酒酿
热 性	十全大补汤、四物汤、麻油鸡、姜母鸭、羊肉炉		肉桂、胡椒、辣椒、干姜，任何熏炸烧烤物、腌渍品、咖啡、咖喱、烈酒、烟
凉 性	罗汉果	绿茶、菊花、薄荷	蜂蜜、啤酒、豆腐
寒 性	胖大海	牡丹、苦瓜茶、苦丁茶、金银花、蒲公英、芦根	冰品

◎ 药食的五味 ◎

　　酸、苦、甘、辛、咸五味除了有阴阳之分，还有相对应的脏腑。所以除了通过阴阳属性来矫正失衡，还要兼顾所对应的脏腑。

　　酸、苦、咸属阴，辛、甘属阳。酸味药食能滋阴养肝，有收敛作用，可用于盗汗、腹泻、遗精等症；苦味食物能去烦清心、降火解热，常用于热证；咸味食物能泻下补肾、散燥通结，软化坚硬物质，适用于肿块、便秘等症；辛味食物能行气润肺、活血化淤，具有发散、行气、行血的作用。例如，感冒时使用葱姜来发汗；甘味食物能补虚健脾，滋养润燥。

　　五味药食虽然对五脏有不同的补益作用，但过食或吃得不对也会产生负面效果，使体质发生偏颇或是引起疾病。《黄帝内经》提到："多食咸，则脉凝泣而色变；多食苦，则皮槁而毛拔；多食辛，则筋急而爪枯；多食酸，则肉胝而唇揭；多食甘，则骨痛而发落；此五味之所伤也。"所以，选择药食的性味必须兼顾均衡，不能偏嗜某一味食物。此外，还要根据气候来选择药食。例如，春季适合多吃甘味药食，夏季要多吃辛味，秋季要多吃酸味，冬季则要多吃苦味药食。

【酸味】

　　番茄、木瓜、红豆、柑、橄榄、柠檬、橙子、山楂、芒果、佛手瓜、葡萄、石榴、醋、杏、荔枝。

【苦味】

　　苦瓜、淡豆豉、酒、白果、桃仁、荷叶、茶叶。

【甘味】

　　莲藕、茄子、番茄、白萝卜、红萝卜、洋葱、竹笋、菠菜、丝瓜、芋头、马铃薯、冬瓜、南瓜、扁豆、黄豆、黑豆、绿豆、豆腐、蚕豆、红豆、粳米、糯米、玉米、小米、大麦、小麦、花生、白果、陈皮、西瓜、香蕉、椰子、山楂、桃、罗汉果、樱桃、荔枝、芒果、栗子、红枣、柿子、莲子、葡萄、龙眼肉、橘子、苹果、枇杷、柚子、甘蔗、杏、百合、白砂糖、无花果、泥鳅、鳗鱼、鲤鱼、鲫鱼、虾、田螺、猪肉、牛肉、猪肝、猪肚、羊肉、鸡肉、鹅肉、鹌鹑、燕窝、枸杞子。

【辛味】

姜、葱、芥菜、蒜、洋葱、白萝卜、陈皮、佛手瓜、胡椒、辣椒、茴香、芋头、肉桂、韭菜、酒、香菜。

【咸味】

盐、紫菜、海带、海蜇皮、海参、蟹、田螺。

药材与食材之间的
搭配禁忌

　　自古以来药物与食物之间存在着微妙的关系，有些互相搭配会产生不可思议的加成作用，但是有些却是彼此配伍的禁忌，这些都是人们长期以来的经验。药膳虽然大多采用药食两用物质，剂量也比治疗用的方剂更轻，但是在选用搭配上，仍应遵循中医药理论。

　　药物之间搭配禁忌，历来各家学派说法不一，最为大家所广泛运用的是"十八反"和"十九畏"。

● 十八反

　　甘草反甘遂、大戟、海藻、芫花；乌头（川乌、附子、草乌）反半夏、瓜蒌（全瓜蒌、瓜蒌皮、瓜蒌仁、天花粉）、贝母（川贝、浙贝）、白蔹、白芨；藜芦反人参、沙参（南、北）、丹参、玄参、细辛、芍药（赤芍、白芍）。

● 十九畏

　　硫黄畏朴硝，水银畏砒霜，狼毒畏密陀僧，巴豆畏牵牛，丁香畏郁金，川乌、草乌畏犀角，牙硝畏三棱，官桂畏石脂，人参畏五灵脂。

◎ 食物与药物搭配禁忌 ◎

食物	猪肉	猪血	猪心	猪肝	羊肉	鲫鱼
搭配禁忌	**忌** 药材：黄连、甘草、乌梅、桔梗、苍术、胡黄连、百合。食材：荞麦、鸽肉、鲫鱼、鲤鱼、黄豆、豆酱等	**忌** 药材：地黄、何首乌。食材：黄豆、蜂蜜	**忌** 药材：吴茱萸	**忌** 食材：荞麦、豆酱、鲤鱼肠、鱼肉、鸽肉	**忌** 药材：半夏、菖蒲、丹砂。食材：醋	**忌** 药材：厚朴、麦冬。食材：芥菜、猪肝

食物	鲤鱼	鸡肉	萝卜	蒜	葱	醋
搭配 禁忌	忌 药材： 朱砂、天冬	忌 食材： 黄鳝、芥末、 糯米、李子	忌 药材： 人参、地黄、 何首乌	忌 药材： 白术、地黄、 何首乌	忌 食材： 蜂蜜	忌 药材： 茯苓

◎ 孕妇乱服药恐流产 ◎

孕妇怀胎过程应特别注意药物使用的禁忌，以免影响胎儿生长发育，甚至发生流产。长期以来的临床实证，历代医家根据药物毒性大小、作用强弱归纳出来怀孕期用药禁忌。

需慎用的药包括通经络、祛淤血、行气破滞、辛热、泻下类药物，如肉桂、牡丹皮、桃仁、红花、大黄、木通、乳香、没药、附子、王不留行、枳实、枳壳等。禁用药大多为含剧毒或药性猛烈，容易造成子宫收缩或流产的药物，如麝香、瓜蒂、甘遂、大戟、芫花、巴豆、川乌、草乌、芒硝、番泻叶、芦荟、巴豆等。

孕产妇习惯以中药补身，不过即使是补益类药物，也不可以乱服，因为怀孕以及胎儿成长过程中，体质大多会改变，通常比较会偏阴血虚而阳气盛，这时候如果乱补，可能会让身体更显燥热，出现口干舌燥、烦躁、失眠、大便干等问题，所以属性偏温热性的补益之品，如人参、鹿茸、核桃仁等不宜过食。此外，辛辣燥热刺激性食物，如辣椒、胡椒、蒜、酒等也要避免食用。

药膳药材选择
有学问

随着饮食文化改变，许多日常饮食中出现的食材，大多会习惯将其归类为食物，像薏苡仁、龙眼、红枣、枸杞子、百合等，事实上有许多被列入古医书作为药用，所以这些药膳材料应该去哪里买呢？超市、杂货店、互联网还是中药房呢？该如何选购与保存呢？

◎ 中药材要去哪里买？ ◎

首先，选购时要严格把关，最好选择值得信赖的店家，这些店家对于药物具有专业知识，能够提供给购买者正确的资讯，多一份安全与保障。不妨请您信任的中医师推荐值得信赖的店家。

千万不要在菜市场、地摊或观光旅游地区购买来路不明的药材，因为一般人对于药物的鉴别并不在行，很容易买到劣药、伪药，反而对健康造成伤害。

◎ 中药材要如何选择？ ◎

日常生活中，人们接触中药材、饮片的机会越来越大，面对这么多元化的购买渠道，应如何正确选择药材呢？鉴别中药材的好坏，需要靠专业知识与经验积累，平日多充实相关资讯，学会简单的鉴别方式，对药材外观、性状做初步筛选，有助于购买时做出正确选择。

● **正确鉴别药材——"望闻问"三步骤**

一望

望外观：药材外观是否完整？有无灰尘、杂质？是否干燥？有没有虫蛀、发霉、虫卵？

望颜色：未经过二氧化硫熏蒸的药材，多半颜色不一，经过熏蒸的药材颜色较一致或是会变色。新鲜药材成色较佳，年份过久的颜色较黯淡灰黄。

望特征： 许多药物的外观有极高辨识度，因此可以透过特征来鉴别，如钩藤钩（有钩）、辛夷（有毛）等。

二闻

闻气味： 是否具有药材天然香味？有无受潮的霉味？有无防腐剂或化学药剂的气味？有无经过二氧化硫熏蒸的特殊呛鼻酸味？

三问

问行家： 可以向信任的中医师、中药剂师请教，确认药名、产地甚至药用部位是否正确，以免误用误食造成伤害。购买时要多方打听，多比较药材优劣及价格，才能买到正确又物美价廉的药材。

● 参考"道地药材"

中药材的产地、采收季节、加工与贮存方法是否适宜，关乎药材质量优劣，与药物的有效成分含量及药效发挥有很大关系。

古代医家经过长期使用后的观察和比较，发现各地所产的药材质量优劣不一。也就是在具有特定自然条件、生态环境的地区内所产的药材，可能因为产地集中，不论栽培技术、采收及加工均较为讲究，相较于同种药材在其他地区所产的品质较佳，疗效也较好，因此形成了"道地药材"的概念，如宁夏的枸杞子、甘肃的当归、山西的党参等。为强调其产地对于药材质量的重要性，许多中药材名称前会冠上产地名称，以确保品质及疗效。

产地	四川	浙江	河南	广东	东北	江苏	云南	山东
药材	川黄连、川芎、川乌、川附子、川续断、川厚朴、川贝母、川楝子	杭白芍、杭菊、象贝母、杭白芷、杭白术	怀地黄、怀牛膝、怀山药、怀菊花	砂仁、广陈皮、广藿香、高良姜	人参、细辛、五味子	薄荷、苍术	三七、茯苓	阿胶、北沙参

● **注意包装标示**

标签或包装应标示品名、重量、生产日期、有效期、厂商名称及地址等事项。若属剧毒类药材（如天南星、川乌、草乌、巴豆等），应于包装标示上载明是否经炮制，以资区别。建议在购买时应先检查包装上是否有标示，标示是否清楚正确，确认清楚再购买，以确保用药安全。除了标示清楚外，也应注意包装是否紧密，有无破损，建议在购买单味中药材时，尽量选购整包装产品，不要买散装药材，以确保品质。

◎ 中药材要如何保存？ ◎

中药材因本身含有极佳营养成分，在温度 20~30℃，相对湿度60% 以上的环境便容易变潮、发霉或虫蛀，因此中药材的贮藏特别需要注意防潮、防霉、防虫，必须适当控制温、湿度，以防止变质。

贮存中药材最简便的方法，就是放在冰箱里，但因为冰箱湿度大，药材放入冰箱前必须做好防潮处理，目前市面上有许多方便好用的密封罐（袋），可将未用完的药材加以密封后再放入冰箱冷藏（不要放入冷冻库，以免有效成分被破坏）。

保存时，先用密封袋（夹链袋或塑胶袋）将中药材密封（密封之前确保空气都已挤压出），再将密封袋放至密封罐内，在罐内摆上食品用干燥剂（不要与药材直接接触），密封后应于罐外注明药物名称、放置日期、保存期限，以方便日后整理时提醒自己，也预防孩子或其他家人误食。

药材使用以新鲜为要，购买时应考量使用量、使用频率，不要一次购买太多，因为药材冰存太久会使有效成分损失。

根据统计，药材最容易发生的变质就是霉变，包含黄曲霉毒素在内的许多种霉菌毒素都有致癌性，因此若发现药材已经发霉、变潮、长虫、泛油、变色、变质，应立刻丢弃不用。

药膳烹调
细节多

药膳源自于中医学、烹饪学和营养学理论，要做出一道好的药膳，除了严选材料，还要讲究烹调技巧与细节。要兼顾色、香、味，还要尽量让药材的有效成分与食材的营养充分释出，发挥药膳的养生功效。

◎ 药膳的烹煮方法 ◎

药膳的材料有中药材与食材，最佳的食用方式是喝汤吃食材，所以烹煮方式主要以炖、煮、蒸、煨为主，这几种烹调法可以让药材、食材有充分时间加热，使药材中有效成分的释出最大化，也能让食材熟烂，容易食用，达到药膳补益调养的功效。

● 炖

炖法又分为炖煮、蒸炖二种。主要以喝汤为主，汤汁清澈爽口，食材较熟软。

"炖煮法"是将药材、食材一起放入锅中，加入适量清水（盖过药材、食材），以大火（武火）烧滚食物，然后转小火（文火）续煮至食材熟烂。适合用砂锅、焖烧锅之类的锅具，市售炖锅或压力锅也很适合炖煮药膳，食材熟透之后就可关火，利用锅具保温效果，让余热将食材稍焖，可节省烹煮时间与能源。

炖 法 小 细 节

🏠 为使汤汁清澈，需将肉类食材以沸水事先氽烫去血水，烹煮过程中要将浮沫捞出。

🏠 如果以喝汤为主，可直接以小火慢炖，食材鲜味会释放在汤汁中，但肉质较涩不好吃。

🏠 在关火之后再加盐，以免越煮越咸，通常药膳的调料越少越好，以免破坏食用效果。

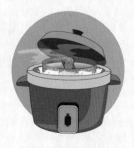

"蒸炖法"则是间接炖法，也就是食谱中提到的隔水炖。将药材、食材一起放入砂锅、炖盅、瓷碗内，放入蒸锅中以中火或小火慢慢炖熟，也可以电锅炖煮，外锅放水，煮至开关跳起即可。

● 煮

煮法与炖法类似，都是将食物及其他原料一起放在汤汁或清水中，先用大火煮沸，再用小火煮熟，不过烹煮时间比炖法短，适用于体积较小或质地较软的材料，例如蔬菜、根茎类、谷类。

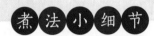

煮法小细节

有些食材不宜久煮，或是食材与药材煎煮时间长短不一，这时候可以先煎煮中药取药汁，用药汁代替清水来煮。

● 蒸

蒸法是指把经过处理的材料放在器皿中，放入加水的蒸具，利用蒸汽将食物加热煮熟的烹饪方法。蒸的过程不像其他烹调方法，食材内外的汁液不会大量挥发，容易保持鲜味与营养成分，同时也比较能维持食材外型，所以适合用来料理鱼、虾、蛋、豆腐等食材。

蒸法小细节

☐ 蒸的器皿最好是附盖磁碗或炖盅，避免用保鲜膜覆盖食材去蒸，保鲜膜经长时间加热，容易释放化学物质，危害人体健康。

☐ 采用蒸法的食材大多很容易熟，所以蒸的时间不宜过长，以免食材失去风味，蔬菜类也不宜使用蒸法。

蒸法加热过程，因为水蒸气被封存在锅盖内，湿度容易达到饱和，煮熟后的食材质地细嫩，充满鲜、嫩、滑的滋味。

● 煨

煨法与炖法程序类似，将处理好的食材事先氽烫去血水，放入砂锅中加足量的清水或高汤，以大火煮沸，撇去浮沫后加盖，改用小火长时间烹煮，直到食材变得软烂、汤汁变得黏稠。

煨的煮法适合老韧且富含蛋白质的动物性原料。例如，牛筋、牛肉、牛腱、羊肉、海参、鲍鱼、干贝、火腿、老母鸡、老鸭等。

⊟ 食材不宜切得太小，质地较坚实、需要较长时间加热的材料先下锅，不耐久煮的辅料在主料半熟时再加入。

⊟ 煨法烹煮时间通常在 2~3 小时，因此要经常注意火候，要使汤汁保持微沸状态，不能大滚让汤汁溢出。

◎ 药膳烹煮的锅具有讲究 ◎

药膳的主角有中药材，中药有些成分较易与活性强的金属起化学反应，会降低药物疗效，或产生有害人体的物质。因此，为了达到最佳的效果，要避免使用铁、铝、铜等材质的锅具。

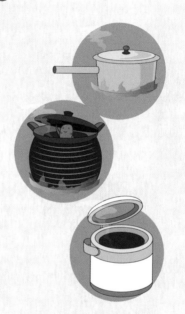

煎煮中药或烹煮药膳建议选用陶锅、搪瓷锅、砂锅、不锈钢锅，尤其要选适合慢火炖煮，而且保温效果佳的锅具。药膳通常用炖、煮、煨等方式烹饪，选择能更延长保温时间的锅具（砂锅、陶锅较佳），可缩短烹煮时间，节省煤气费（电费），而且焖的过程可以让肉类食材更加软烂易入味。

◎ 药膳原料的选择 ◎

药膳主角有中药材、食材、辅料（葱、姜等）、调料（盐、糖等），选择药材、食材必须要根据药膳立论基础，不过同样属性的药食是可以互相替换的，本书的食谱提供一个基础建议，可以根据个人喜好、家里现成食材来自由调配。

许多人可能不明白为何药膳的食材大多为鸡、鸭、猪、牛、羊等肉类呢，主要是因为含脂肪的肉类能够调和部分中药的药性与药味，比较好入口，不过，素食者也可将肉品更换成根茎类（山药、胡萝卜、牛蒡等）、菇类、蔬菜类、豆制品等食材，这些食材也很适合与药材一起烹煮，烹煮过程可用植物油取代动物油。以健康因素为考量，不妨荤素搭配来选择食材，多素少荤，对于健康较无负担。

药膳大多依节令来选择，这些药膳里的食材大多会是当令蔬菜与药材，最好选择新鲜食材。例如，夏秋季的莲子、莲藕，避免使用干品或罐头。如果所选择的药膳有非当令的药食，使用干品或罐头时，事先也要经过清洗、氽烫的程序，以免食入过多保鲜的化学添加物。

至于调料，通常会建议药膳吃原味最好，尽量减少添加调料，且基于健康理由，尽量少油、少盐、少糖。本书食谱只列举最基本调料（盐、糖、酒），因为过多调料会干扰药膳本身的味道，也会影响作用效果，举例药膳中常见的盐、酒，这些在中药里也属于药，少量可用作调味，过量就会产生药效而影响药膳功效。

通常要去腥味或是希望引药性入肾的药膳才会加米酒或料酒，如果烹煮时使用料酒就不要再加盐，食用前要先尝一下味道，以免过咸。如果要加盐调味，最好在药膳烹煮完成，关火后再加，以免越煮越咸。

如果药材有枸杞子、当归、红枣等就可以不用加盐，汤品会有自然的鲜甜味。通常我的厨房会准备一瓶枸杞酒或当归酒，炒菜或煮汤时滴 2~3 滴，具有不可思议的加分效果，同时可减少盐的用量，更不需要加味精、鸡精等提鲜调料。

部分药膳适合作甜品，建议以冰糖、蜂蜜代替一般精制糖。如果

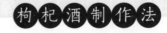

枸杞酒制作法

材料：
枸杞子、米酒，玻璃瓶。

做法：
1. 取一干净玻璃瓶，以沸水煮沸消毒。
2. 枸杞子以冷开水清洗，晾干。
3. 将干燥枸杞子放入干燥消毒后的玻璃瓶，大约放半满。
4. 将米酒倒入玻璃瓶至九分满。
5. 每天摇一摇酒瓶，让枸杞子与米酒充分混匀。大约 7 天后即可饮用或作调料。

是与红枣、龙眼、紫米等药食一起煮，黑糖是很好的选择，不过红枣、龙眼、枸杞子这些药食本身具有相当甜味，糖要减量，以免过甜，甘甜味吃多会阻碍脾胃功能，甚至影响食欲。

◎ 药膳烹煮注意事项 ◎

一般药膳食谱的药食都没有太浓厚的中药味，可与食物一起烹煮。如果药物较多、药材较碎，怕会影响汤品视觉感受，可用市售药布袋将药物另外装袋包好，再与食物一起烹煮。煮好之后，可将药布袋直接取出丢弃，也可以把药布袋保留，放冰箱冷藏，隔餐再加点高汤和蔬菜再煮一次，只是第二次烹煮时，水要少一点，以免味道变淡。

不适合久煮的药材，可事先将中药煎煮，滤取药汁，去渣，在食物烹调过程中再加入浓缩药汁。

药膳并不是治疗用的中药方剂，主要作用是身体的调养，所以通常药材的药味较少、剂量较轻，同时要搭配食材的功效，不可任意将药材剂量加量，或是烹煮的水量减少，导致汤的浓度过高，这样不但会产生过重的药味，影响口感与食欲，也会使药效过强，产生反效果。

● 中药材烹煮前需不需要浸泡？

煎煮中药时，通常有很多学问，药材煎煮的先后顺序，事前需不需要浸泡，多少水，煎几次，煎多久，每一个煎煮环节都会影响药效，煮药膳需不需要这么讲究呢？

药膳是以中医基础为主，兼具营养学、烹饪学的概念，烹煮过程以一般料理方式进行即可。煎煮中药时事先浸泡药材，是因为中药材大多已经经过炮制，直接煎煮，会使药材表面蛋白质凝固，使药材孔隙细胞阻塞，成分不易释出，事先浸泡可以让药材吸收水分，使细胞壁膨胀，使药材有效成分容易融入水中。

烹煮药膳的药材大多为药食兼具的食物，部分食材为了缩短烹煮时间，使食物易熟，事先可以浸泡。例如，紫米、糯米、黄豆、绿豆、红豆、黑豆、薏苡仁、干百合、干银耳等。花类药食不需要浸泡，大部分花类质轻味淡，最好煮好之前再加入，或是事先浸泡花茶汤，用茶汤来烹煮。

药材烹煮前最好事先以冷水冲洗，可冲掉表面的脏污、灰尘与残留农药。

◎ 药膳使用的注意事项 ◎

药膳并不只是将食物与中药材加在一起烹煮这么简单，一道正统的药膳必须要在中医理论指导下，由药物、食物、辅料、调料互相完美搭配，经过正确的烹煮，才能成为一道兼具色、香、味与生理效果的佳肴。根据中医理论，药膳重视整体观、辨证论治。依据个人体质、年龄、健康状态，因不同节令选择不同补益性质的药膳方。注意药物、食物的性味及搭配宜忌。

药膳不宜长期连续食用，应间隔3~5天再吃一次。全家食用的药膳以平补为佳，可选择平性药食。而慢性疾病，如高血压、高尿酸血症、高脂血症、糖尿病等，选择食材以蔬菜为佳。

药膳一般作用为防病、辅助治疗，如有慢性病仍需要配合药物治疗。如果同时服用中药或西药，最好要间隔1小时，以免影响药物作用。另外，使用药食调补的期间，以下这些食物都应避免，以免阻碍药膳发挥作用。

生冷食物：属性寒凉，具清热、凉血、泻火、滋阴的作用，如瓜类水果、生菜（未经料理煮熟）、冷饮、冰品等。

辛辣食物：属性燥热，具发散、祛寒、温阳、助热的作用，如花椒、川椒、辣椒、胡椒、生姜、葱、蒜、沙茶酱等。

黏腻食物：具黏着性，有碍脾胃消化吸收，如糯米及其制品不易消化。

对于亚健康人群而言，药膳主要用作防病、保健养生，重在防与养。对于患病者药膳大多作为辅助疗法，可用来增强体力、改善症状，侧重于治病。至于体弱者，药膳适合调养或是改善体质，重点是"养"而非一味的补。不同对象有不同的需求，使用的药膳也有差别，必须严守药膳理论基础，才能让药膳发挥最大效益。

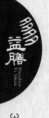

第二章
Chapter 2

中医养生药膳常用药食

补气类·黄芪、人参、红枣、黄精

补血类·当归、何首乌、阿胶、龙眼肉

补阴类·麦冬、百合、枸杞子、银耳

补阳类·核桃仁、杜仲、鹿茸

补脾类·山药、莲藕、莲子、薏苡仁、茯苓

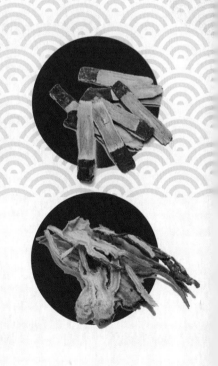

黄芪
补气首选

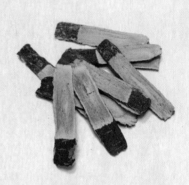

【性　　味】甘，微温。

【归　　经】脾、肺经。

【功　　效】补气升阳，益胃固表，托疮生肌，利水退肿。

【著名方剂】补中益气汤（《脾胃论》）。主治中气不足、清阳下陷、子宫下垂、脱肛，以及肢倦气短、气虚发热等症。

黄芪是一味非常古老的中药，《神农本草经》将其列为上品，是中医临床常用的一味药，兼具"治补"两益，既能治病又有补益功效。著名的"玉屏风散"，由黄芪、白术、防风三味药组成，是治疗与预防感冒的最佳方剂之一，黄芪的固表作用，能够形成一道防护，犹如屏风。

黄芪具有很好的补气作用，能补一身之气，又被称为"补药之长"，常与补养药共用以益气补虚，如果与祛邪药同用又可以扶正祛邪，不但在临床应用范围非常广泛，也经常可以在药膳中见到它。黄芪跟人参、党参一样，都是有名的补气药。不过，人参的补气作用较强，且能生津、

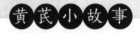

黄芪小故事

南北朝时，名医许胤宗曾用黄芪熏蒸的方式救了柳太后。当时柳太后受到风邪，吃不下东西，喝不下汤药，连话也不能说，许胤宗就命人将黄芪、防风热煮成汤剂，放在柳太后床底下，日夜用药的热气熏蒸，药气充满整个屋子，让太后口鼻都吸收药气，果然隔天太后就能开口说话了。

安神；党参则比较偏重补肺脾而益气；黄芪的补气作用虽然没有人参强，但它能益气升阳，固表内托，且能利水退肿，所以可用于水肿而兼有气虚症状者，如果有水肿、脚气、面目浮肿等症，可以选用黄芪来改善。

从现代医学角度来看，黄芪含有丰富的多糖、黄酮类化合物、生物碱、氨基酸及 B 族维生素，因此兼具多种药理功效，可以增强心肌收缩力量，使血液灌注量增加，进而保护心脏机能，还能对于血压产生双向调节作用，抑制血小板凝集而预防血栓。黄芪对于增强免疫功能也有很好的作用，著名的"免疫汤"（黄芪枸杞红枣汤），就是利用黄芪增强细胞免疫的功能。

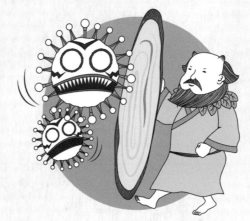

古人不仅用黄芪来治病，也用来补益身体，单单一味黄芪煮粥就是很好的食疗方，苏东坡曾在一首诗中写到"黄芪煮粥荐春盘"。黄芪粥既可补益元气，又能健脾养胃，是春天季节变化时预防感冒的简易方。黄芪入药可以做成汤剂、膏剂、浸酒，入馔则可用来煮粥、做汤、冲茶，搭配适当食材、药材做成药膳，是非常好的养身品。

◎ 黄芪使用注意事项 ◎

❖ 气滞湿阻、食滞胸闷、热毒疮疡、表实邪盛及阴虚阳亢等症，不宜使用黄芪。

❖ 容易腹胀、消化不良者慎用。

◎ 黄芪如何选购与保存 ◎

❖ 品质好的黄芪是空心的，外皮黄褐色，肉质偏淡黄，中心较鲜黄，即所谓"金井玉栏"。横切面层环明显，花心呈现放射状纹理，质地要干燥有粉质，不能有黑心或空心，好的黄芪有股淡淡豆腥味，味微甜。

❖ 黄芪粉性大、有甜味，夏季最易生虫；受潮后也易霉烂、变色（发黑），故应贮藏于通风干燥处，并注意防潮、防蛀。

❖ 黄芪又称北芪；市面上还有一种晋芪，是同科不同属的红芪。

❖ 两者的外观、成分、药理活性、临床疗效等都有相当大的差距。黄芪的来源为豆科植物膜荚黄芪或蒙古黄芪的干燥根，具有益气固表、利尿、托毒、排脓，敛疮生肌的作用；晋芪（红芪）则是岩黄芪属植物多序岩黄芪的根，大多用于外敷肿毒。

◎ 黄芪、晋芪比较 ◎

黄芪（绵芪、北芪、白皮芪）		晋芪（红芪、红皮芪）
黄白色或黄褐色	外皮	黄棕色或红棕色，有核桃文
黄色	剖面	淡黄白色
微甜	味道	甜味较重
重	豆腥味	无
干燥	外观质地	油质感
少渣	口感	多渣

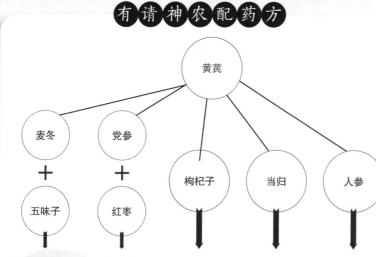

有请神农配药方

黄芪

麦冬 + 五味子

党参 + 红枣

枸杞子 ↓

当归 ↓

人参 ↓

能养阴润肺，补肾敛肺。适合气虚阴伤、自汗口渴、咳嗽久不止者

适合脾虚气弱、体倦乏力、自汗、食欲不振、容易感冒者

能补益气血。适合气血不足、免疫力低下者

能补气生血。适合体弱血虚者

能补益元气。适合慢性疲劳人群、老年人、体虚者

黄芪
煮药膳

◎ 黄芪枸杞鸭汤 ◎

滋阴补血

【药材】黄芪、枸杞子各15克，桂皮5克。

【食材】老鸭1只，老姜200克，葱段少许，料酒1大匙，盐少许，高汤适量。

【做法】

1. 将老鸭洗净，剁成块状，沥干水分备用。老姜洗干净，用刀背拍松。黄芪、枸杞子洗净备用。

2. 炒锅置火上，倒少许油烧热，放入老鸭块翻炒至变色后盛出，沥干油。

3. 锅内倒入高汤，将除盐外全部药材、食材放入，大火烧沸后改小火慢煲2小时左右，调入盐即可。

神农说膳食

❖ 中医认为鸭肉有滋阴养胃、清肺补血的功效，是阴虚体质之人食物选择的上乘之品。

❖ 鸭肉性凉，脾胃虚寒、经常腹泻者不宜食用，可改以鸡肉代替，若用鸡肉则不需要经过翻炒手续，可直接与药材一起煮汤。

◎ 黄芪鳝鱼汤 ◎

益气补血

【药材】黄芪30克。

【食材】黄鳝250克，姜片10片，盐少许。

【做法】

1. 将黄鳝去内脏、头、骨，洗净，切成小段，以沸水汆烫去血腥、黏液，捞起沥干后再清洗一次。

2. 把黄鳝、黄芪、姜片放入锅内，加清水适量，用大火煮沸后，转用小火炖1小时左右，拣去黄芪、姜片，加入少许盐，稍煮一下即可。

❖ 黄芪益气养气，能有效抗疲劳；鳝鱼含有丰富的蛋白质和 B 族维生素，也可以补益气血，消除疲劳。两者搭配，对于气血亏虚造成的倦乏疲劳具有一定的作用，适合病后、体虚及上班族食疗。

❖ 鳝鱼不宜过量食用，否则不易消化，还可能引发旧疾。

扶元气，补五脏

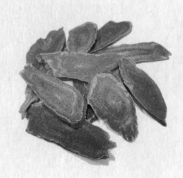

【性　　味】甘、微苦，微温。

【归　　经】脾、肺经。

【功　　效】大补元气，补肺益脾，生津止渴，安神益智。

【著名方剂】生脉散（饮）（《内外伤辨惑论》）。益气敛阴，生津养心。

人参是著名的珍贵药材，被称为"百草之王""药王"，是闻名遐迩的"东北三宝"之一。在中国的医药史上，人参的使用历史十分久远。早在战国时代，扁鹊对人参的药性和疗效就已有所了解。秦汉时期的《神农本草经》将其列为上品，称其"补五脏，安精神，定魂魄，止惊悸，除邪气，明目，开心益智。"

人参为五加科多年生草本植物，由于根部肥大，形若纺锤，常有分叉，全貌颇似人的头、手、足和四肢，因而称为"人参"。根据它的种植生长环境，又分为野山参和圆参。野山参，顾名思义就是自然长于深山野岭，时间长达数十年乃至上百年，产量极少，价格昂贵，功效最佳。圆参则为人工栽培，现在我们一般所使用的人参大多属此种。根据圆参加工方法不同，又分两种，晒干或烘干为生晒参（白参），蒸制干燥的是红参［注：本书所使用的人参一律指红参（或石柱参）］。

人参能大补元气，所以常用于挽救气虚欲脱之证。中医有道著名方剂"独参汤"，就是单用一味人参煎服，以补气固脱，临床上用于气息短促、汗出肢冷、脉微细，或大量失血引起的虚脱等危急情况，因此有用"人参吊气"的说法。

人参除了能大补元气，也能生津、安神，既能用于久病气虚，又可用于急救虚脱，故为补虚扶正的良药。如妇女崩漏（注：指女性不规则阴道出血）失血过多，头晕，消瘦虚弱，用之能补气益血，易于康复；又如年老体衰，在劳累过度之后，即感不思饮食，睡眠不安，心悸乏力，似患重病，用之能益气补脾，宁心安神，增进饮食，恢复体力。

人参含多种人参皂苷、挥发油、氨基酸、微量元素、有机酸、糖类、维生素等成分。人参的药理活性常因身体健康状态不同而呈双向作用，现代医学认为，人参能调节中枢神经系统，改善大脑的兴奋与抑制过程，使之趋于平衡，可以提高学习记忆能力及工作效率，减少疲劳；对于心血管系统能够增加心肌收缩力，减慢心率，增加心血输出量与冠状动脉流量，可预防心肌缺血与心律失常，改善造血功能；作用在新陈代谢方面则可以降血糖、血脂、胆固醇与甘油三酯，具有抗动脉粥样硬化的功效。人参还具有增强免疫力、抗辐射、抗病毒、抗肿瘤，以及增强性功能等作用。

人参可以直接含于口中细嚼，也可磨成细粉后，每天吞服（用量可以根据个人体质而定，一般每次 1~1.5 克即可）。或是将人参切片后，放在水杯中，用开水冲泡，焖五分钟后服用。人参带有一点苦味，

各类处方用名

1. **野山参**（吉林参）：野生，生长时期很长，功效最佳，产量较少，价格昂贵。

2. **移山参**：人工栽培，用冰糖汁灌制而成，外表白色，功效较野山参弱，适用于气虚而兼有津液不足现象者。

3. **糖参**：人工栽培，移山参的断枝、小枝及须根，灌制冰糖汁制成，功效比移山参弱，价格较便宜。

4. **生晒参**：人工栽培，即移山参直接晒干或烘干，功用与移山参相似。

5. **红参**（石柱参）：人工栽培，经蒸制而成，色呈暗红。药性偏温。功用与移山参类似且作用较强，适用于气虚而兼有肢冷畏寒、阳虚症状者。（小枝及须根，即"红参须"，功用同红参而作用稍弱，价格较低）

6. **别直参**（高丽参）：产于韩国，形似红参，枝较大，功用与红参相似但作用较强，价格比红参贵。

将人参和瘦肉、鸡肉、鱼等一起烹煮可消除苦味，还能滋补强身。人参入药膳，最好是用炖煮法，比较能够保留有效成分。

◎ 人参使用注意事项 ◎

❖ 人参是一种补气药，如没有气虚的症状，不宜随便食用。体质壮实且无虚弱现象者，误用或多用往往容易导致闭气，而出现胸闷、腹胀等症状。

❖ 有感冒症状，发热、便秘、腹泻等实热证者，不宜食用。

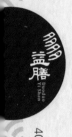

❖ 怀孕第三期（7个月后）不宜食用。

❖ 无论是何种人参在食用过程中一定要循序渐进，不可操之过急，过量服食容易上火。

❖ 食用人参一定要注意季节变化，一般来说，秋冬季节天气凉爽，较宜食用；而夏季天气炎热，不宜食用。

❖ 服用人参时，忌吃萝卜（含胡萝卜、白萝卜和青萝卜）。古医书讲萝卜"下大气，消谷……"。现代研究表明萝卜消食利尿，与古代观点相同，而这两者，一个大补气（人参），一个大下气（萝卜），正好抵消，故有此禁忌。

❖ 服人参后，不可饮茶，避免影响人参功效。

❖ 无论是煎服还是炖服，忌用金属锅具，宜用陶瓷器具或砂锅。

◎ 人参（红参）如何选购与保存 ◎

❖ 红参是将圆参用高温蒸2小时直至全熟为止，干燥后除去参须，再压成方柱状而成。外表色棕红，微透明，支根常折，无须，表皮有数条纵纹，顶端有横纹痕，质地坚硬，断面平坦，呈现棕红色，中央有浅色圆心。气香，味微苦。

❖ 人参以芦（头）圆长，皮老黄，纹细密，体形美，鞭条须，珍珠节多为佳。

❖ 人参因含有较多的糖类、黏液质和挥发油等，容易出现受潮、泛油、发霉、变色、虫蛀等变质现象，所以要特别注意保存方式，可用塑料袋或密封罐密封，以隔绝空气，置阴凉处保存，注意防潮、防虫蛀。

❖ 如果是买整条的人参，可以用密封袋封存，放在冷冻库，以延长保存时间，不过时间久仍会失去风味，应尽早食用。

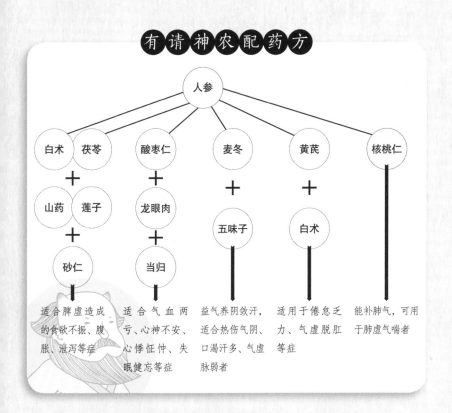

有请神农配药方

人参

白术 茯苓	酸枣仁	麦冬	黄芪	核桃仁
+	+	+	+	
山药 莲子	龙眼肉	五味子	白术	
+	+			
砂仁	当归			

适合脾虚造成的食欲不振、腹胀、泄泻等症

适合气血两亏、心神不安、心悸怔忡、失眠健忘等症

益气养阴敛汗，适合热伤气阴、口渴汗多、气虚脉弱者

适用于倦怠乏力、气虚脱肛等症

能补肺气，可用于肺虚气喘者

人参 煮药膳

◎ 人参茯苓二米粥 ◎ 益气健脾

【药材】人参 3 克，茯苓 15 克，淮山药 30 克。

【食材】小米、大米各 15 克。

【做法】

1. 将小米、大米分别淘洗干净，大米浸泡 30 分钟。

2. 将人参、茯苓、淮山药、大米、小米放入锅中，加适量清水，用小火炖至米烂成粥即可。

 神农说膳食

❖ 人参是常用的补气药，茯苓则能补脾益胃，两者搭配可益气补虚、健脾养胃，能调理气虚引起的脾胃不足、倦怠无力等各种不适。

❖ 人参虽有较强的补益作用，但不宜长期过量服用，否则会引起食欲减退和腹胀泄泻。

❖ 淮山药可改用鲜山药（切丁煮较易熟）。

◎ 人参莲子汤 ◎ 补气益脾

【药材】人参 10 克，莲子（去皮、去心）20 颗。

【食材】冰糖 30 克。

【做法】

1. 将莲子洗净浸泡 30 分钟。

2. 将人参、莲子、冰糖一起放入炖碗中，隔水蒸 1 小时。

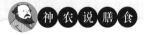 神农说膳食

❖ 本汤品具有补脾气作用，适合病后体弱、气虚自汗、食少倦怠、脾虚泄泻等症。

❖ 可将莲子、人参一起吃下并喝汤，早晚各食一次。莲子可用新鲜莲子代替，干莲子不宜浸泡过久，以免煮不烂。

❖ 服用人参期间忌食萝卜、茶及辛辣食物。

安心气，补脾气

红枣

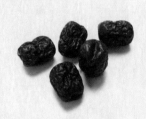

【性　　味】甘，温。

【归　　经】脾、胃经。

【功　　效】补中益气，养血安神，缓和药性。

【著名方剂】甘麦大枣汤（《金匮要略》）。

　　能养心安神，和中缓急，补脾气。

　　红枣在中药处方中又被称为"大枣"，营养价值高，堪称最常被运用在日常滋补养生及中医处方中的药食。考古学家从新郑裴李岗文化遗址中发现枣核化石，证明枣在我国已有八千多年历史。红枣作为药用也很早，早在《神农本草经》即已收载，"主心腹邪气，安中，养脾气，平胃气，通九窍，助十二经，补少气、少津液，身中不足，大惊，四肢重，和百药。久服轻身延年"。

　　红枣富含蛋白质、脂肪、糖、维生素 A、B 族维生素、维生素 C、氨基酸、矿物质，营养丰富，被誉为"百果之王"，红枣的维生素 C 含量在水果中名列前茅，每 100 克红枣含维生素 C 高达 0.1~0.6 克，比苹果、桃等高出 100 倍左右，维生素 P 的含量也居于众水果之首，对于预防癌症、高血压、高脂血症有一定功效。

　　民间有言"一日食三枣，百岁不显老"。红枣不仅是美味的果品，还是滋补良药。红枣可说是一种百搭药食，它的性质平和，能缓和药性又能培补脾胃，为调补脾胃的常用辅助药，所以常被运用在中医处方中担任调和的角色。红枣能补中益气，可与党参、白术等配伍，用来治脾胃虚弱、气虚不足、倦怠乏力等症；用于养血安神方面，常与甘草、小麦等同用，红枣能使血中含氧量增加、滋养全身细胞，常用于补血方面。近年来，现代医学研究结果显示，红枣对过敏性紫癜、贫血、高血压、急慢性肝炎、肝硬化、胃肠道肿瘤等疾病均具有疗效。

　　红枣可生吃，也可熟食，还可加工制成各式枣制品。例如，枣干、枣酱、枣泥、乌枣、蜜枣、枣醋、枣原汁饮料等，或是在日常生活中用于制作各种糕点。干红枣是在秋季果实成熟时采收，洗净，晒干的，可以作为中药组方成分，也可用于烹调、冲茶，还可以用白酒浸泡成枣酒。

◎ 红枣使用注意事项 ◎

❖ 红枣生吃时，容易造成腹胀，吃不下饭，而且枣皮较难消化，易滞留在肠道中不易排出，因此生吃枣时最好削皮。

❖ 因枣中的果胶容易被分解成果胶酸、甲醇、甲醛等，所以如果发现红枣发烂或发霉，千万不要吃。

❖ 因红枣含糖量较高（含糖 20%~36%），所以糖尿病、代谢综合征患者应酌量食用。

❖ 红枣性味甘温，过量食用有损消化功能，会造成胀气、便秘，因此应注意控制食量。

❖ 女性月经期间服用红枣应注意以下两点。

①体质燥热者，在月经期间喝红枣水，这可能会造成经血过多。

②经期出现眼肿或脚肿的现象，是因为水湿积于体内，若再食用红枣会使水肿的情况更加严重。

◎ 红枣如何选购与保存 ◎

❖ 选购干红枣时，手捏红枣，要干燥而不黏手，有紧实感，表皮呈暗红色、光亮，皮干无破损，纹路浅。

❖ 掰开枣肉而不见纹丝（断丝），果肉呈淡黄色，果粒饱满且核小，有核的红枣比较好，去核的红枣可能在处理过程中被污染。口感甜味足、肉质细为上品。

❖ 开封后的红枣最好存放在冰箱冷藏，保持干燥，因红枣含糖量高，很容易变质腐败发霉。如果发现颜色变暗黑，有腐败、虫咬或受潮均不要吃。

有请神农配药方

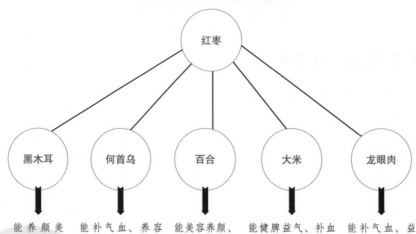

红枣

| 黑木耳 | 何首乌 | 百合 | 大米 | 龙眼肉 |

能养颜美容、补气血

能补气血、养容颜、益肝肾、黑须发，适合面色憔悴无华、肌肤干燥、头发早白者

能美容养颜、益气止汗

能健脾益气、补血养胃，适合贫血、肝炎、血小板减少、消化不良导致的面容憔悴、皮肤萎黄者

能补气血、益脾胃，适合贫血、神经衰弱、脾胃虚弱者

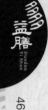

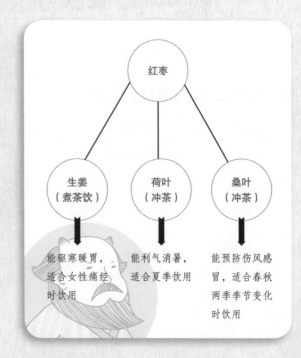

红枣

| 生姜（煮茶饮） | 荷叶（冲茶） | 桑叶（冲茶） |

能驱寒暖胃，适合女性痛经时饮用

能利气消暑，适合夏季饮用

能预防伤风感冒，适合春秋两季季节变化时饮用

红枣 煮药膳

◎ 红枣核桃粥 ◎

【药材】红枣（去核）100 克，核桃仁 50 克，龙眼肉适量。

【食材】大米 50 克。

【做法】

1. 将大米淘洗干净，浸泡 30 分钟。

2. 将红枣、大米、核桃仁、龙眼肉一同放入锅中，加入适量清水，大火烧开后，用小火煮至米成粥即可。

 神农说膳食

❖ 红枣有益气养血的功效，可以补血气、益五脏、悦颜色、抗衰老。与核桃、龙眼肉和大米搭配煮粥更可以补脾益气，延年益寿，是中老年人抗衰老的极佳食疗方。

❖ 若有失眠问题，可将大米改成小米，具有养心安神的作用。

❖ 红枣、龙眼肉味甜，若有消化不良、胃食管反流者，晚餐及睡前不宜食用。

◎ 葱枣汤 ◎

【药材】红枣 20 颗。

【食材】葱白（连须）7 根。

【做法】

1. 将红枣去核，洗净备用。

2. 将葱白（连须）洗净，备用。

3. 将红枣放入锅内，加水适量，先用大火烧沸 20 分钟后，加入葱白（连须），继续用小火煮 10 分钟即可。

❖ 红枣具有补五脏、益脾养胃、养血安神的功效；葱白具有发表散寒，通阳宣窍的功效。二者合用可以补五脏、益脾养胃、养血安神，对于气血不足引起的多梦、失眠、精神恍惚疗效极佳。

❖ 这道汤也适合经常感冒的人群用来提升抗病力，尤其季节交换时，不妨煮葱枣汤来预防感冒。

补脾气，润肺阴

黄精

【性　　味】甘，平。

【归　　经】脾、肺、肾经。

【功　　效】滋阴润肺，补脾
益气。

【著名方剂】黄精丸（《太平圣
惠方》）。滋阴补
气，延年益寿。

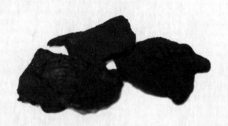

　　黄精历来受到养生学家所喜爱，被认为能够延年益寿，久服可成仙。《名医别录》记载"主补中益气，除风湿，安五脏，久服轻身延年。"根据历史典籍，黄精被列为仙家服食之品，仙家将它列为"芝草之类"，《灵芝瑞草经》称之为"黄芝"，《博物志》提到"太阳之草曰黄精，食之可以长生。"所以，黄精也称"太阳草"。

　　根据清宫史料记载，慈禧太后曾亲自为一款药酒命名——玉容葆春酒，这是她众多抗老驻颜保养品中使用率最高的。玉容葆春酒的材料有西洋参、枸杞子、黄精、当归、合欢皮、佛手，此酒味道甘润温和，具有滋补肝肾、益精明目、安神解郁、养阴润燥、美容养颜、抗衰老的功效。

　　黄精有补中益气、润心肺、强筋骨的功效，常用于脾胃虚弱、体倦乏力、肺虚咳嗽、病后体虚、筋骨痿软等症。还可用于治疗糖尿病，可搭配山药、黄芪、天花粉、枸杞子等同用。近代医学发现，黄精富含黄精多糖、黏液质、氨基酸、维生素PP等成分，可以增强免疫力、强化血管韧性，增加血流量，改善心肌营养，因此近年黄精也被用于治疗高血压、心血管病、再生障碍性贫血等。

◎ 黄精使用注意事项 ◎

❖ 脾虚有湿，消化不良、腹胀及大便稀软者，不宜食用。

❖ 咳嗽痰多者不宜食用。

❖ 老年人不宜长期食用经过九蒸九晒的黄精，易影响排尿。

◎ 黄精如何选购与保存 ◎

❖ 黄精以块大、色黄、断面透明、质润泽者为佳。干燥者质硬，易折，断面淡棕色，呈半透明角质样或蜡质状，有多个黄白色小点。无臭，味微甜而有黏性。

❖ 存放于通风干燥处，防潮，防虫蛀。

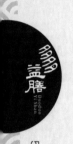
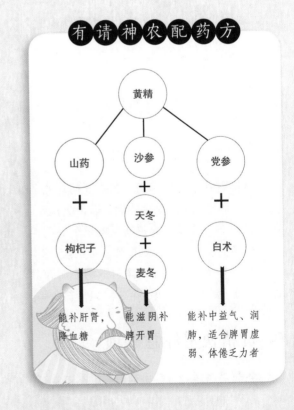

有请神农配药方

黄精

山药　沙参　党参

＋　　＋　　＋

天冬

枸杞子　　白术

麦冬

能补肝肾，　能滋阴补　能补中益气、润
降血糖　　脾开胃　　肺，适合脾胃虚
　　　　　　　　　　弱、体倦乏力者

黄精 煮药膳

◎ 黄精山药鸡汤 ◎　　　　　　　　　　**健脾补肾**

【药材】黄精 30 克。

【食材】鲜山药 150 克，鸡腿一只，盐适量。

【做法】

1. 山药洗净，去皮，切块；鸡腿洗净，剁块，以沸水汆烫，沥干。

2. 将山药、鸡块放入炖盅，加入适量水，隔水炖 1 小时，加入少许盐调
   味即可。

神·农·说·膳·食

❖ 黄精既能补气又能补阴，性质平和，适合长期食用；山药具有
补肺、益肾作用。二者一起做药膳能滋补肺、脾、肾三脏，适
合中老年人、体弱、久病者长期食疗，对于更年期阴虚或气阴
两虚者也非常适合。

❖ 可加入枸杞子，增强滋阴补肾作用；脾胃虚者，可加党参、茯苓同煮。

❖ 消化不良及痰湿盛者不宜食用。

◎ 党参黄精猪肚 ◎　　　　　　　　　　**益气补脾**

【药材】党参、黄精各 30 克，淮山药 20 克，陈皮 10 克。

【食材】猪肚 1 个，糯米 150 克，盐少许，料酒 1 茶匙。

【做法】

1. 猪肚洗净肚内黏液，以沸水汆烫捞起，用小刀刮除白膜，备用。

2. 糯米洗净，浸泡 1 小时。将糯米塞入猪肚，开口以牙签扎紧。

3. 将猪肚、党参、黄精、淮山药、陈皮及适量水放入炖盅中，隔水蒸 2
   小时，加入少许盐、料酒调味即可。

❖ 党参、黄精补脾益气，山药滋养补脾、陈皮理气健胃，搭配能补脾胃虚寒的糯米，这道药膳适用于脾胃虚弱、食欲不振、大便稀软、消瘦乏力者。

❖ 食用时，将封猪肚的牙签取下，以剪刀将猪肚剪成片状，吃糯米粥、猪肚，喝汤。

补血类

当归
补血通脉，妇科必备

【性　　味】甘、辛，温。
【归　　经】肝、心、脾经。
【功　　效】补血调经，活血止痛，润肠。
【著名方剂】四物汤（《太平惠民和剂局方》）。调益荣卫，滋养气血，是补血调血良方，调经基本方。

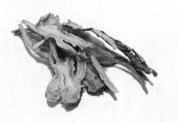

当归小故事

　　"当归"二字，自古就经常出现在诗词里。"相思意已深，白纸书难足。字字苦参商，故要檀郎读。分明寄奴约当归，远至樱桃熟。何事菊花时，犹未回乡曲？"这是宋代诗人陈亚的一首著名的闺情诗。诗中嵌入许多药名，如白纸（芷）、苦参、寄奴、当归、远至（志）、菊花等。同样的，著名词人辛弃疾，在新婚之后便赶赴抗金前线，他也写了一首《满庭芳·静夜思》给妻子，"欲续断弦未得，乌头白，最苦参商，当归也！"妻子则在回信中写道："槟榔一去，已历半夏，岂不当归也！"李时珍在《本草纲目》中对当归是这样解释的，"当归调血为女人要药，有思夫之意，故有当归之名"。

　　中医有句话"十方九归"，意思是说，几乎所有中医处方都可见到当归的踪影，主要是因为它的功效涵盖范围非常广泛。用在补血调经方面，常与黄芪、党参等配伍，最著名的四物汤是其一，还有当归补血汤、归脾汤、当归芍药散、八珍汤等。若要用在活血、止痛方面，常与桃仁、红花、香附、延胡索等共用，如桃红四物汤、温经汤、生化汤等都是中医常用方剂。

当归可以说是女性最佳良友，因为能补血、活血，还能行气止痛，走心、肝、脾三条经络，都与血液有关，又有调经作用，凡是月经不顺、痛经、胎产问题，几乎都少不了当归，无怪乎当归被称为"妇科要药"。

除了妇科常用，外科也常运用当归养血生肌的作用，用来治疗痈疽疮疡。另外，当归还有养血润肠通便的功效，可用于血虚肠燥造成的便秘，所以有大便稀软、腹泻问题的人，就不适合吃当归。当归含有17种氨基酸，23种矿物质，其中16种为人体所必需的，如钙、铜、锌、磷、钾、铁等。现代临床常用于治疗慢性气管炎、支气管哮喘、鼻炎、急性缺血性脑卒中、心律失常、高脂血症、荨麻疹等。

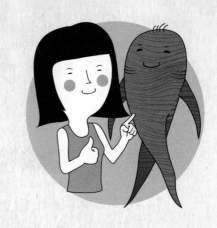

当归不仅可以作为药用，也可入馔、浸酒、冲茶饮，还可以外敷使用，把当归粉调制成面膜，有很好的美白祛斑效果。

一般使用当归时，必须根据不同需求选择不同部位。当归是植物根部，并非全根部都是同样的功效，根的头部中医称为"头"，主根部称为"身"，再分支的细根称为"尾"，补血要用当归身，活血逐淤要用当归尾，若既要补血又要活血就必须用整个当归，所以现在一般中药房销售的当归都是全当归横向切片。

◎ 当归使用注意事项 ◎

❖ 脾虚湿盛、脘腹胀闷、大便溏泄、月经过多、有出血倾向、热盛出血者不宜食用。使用不当或过量可能会加重出血、腹泻等症状。

❖ 结核、肿瘤引起的腰背痛或四肢关节痛，局部外伤，化脓性病灶以及皮肤病患者，急性损伤局部淤血、肿胀严重者皆不宜用。

❖ 孕妇、月经过多者要慎用。

◎ 当归如何选购与保存 ◎

❖ 当归以身干、根头大，肉质饱满含有油质，分枝少，外皮呈金黄棕色且无破损为佳。如果是切好的当归饮片，要选大片且外观完整者，断面应该是黄白色的，有裂隙，中层有淡棕色环纹及多个棕色油点。干燥，质地坚硬，吸潮变软后质地较柔韧，香味浓郁带甜。

❖ 如果外表呈黑褐色，有破损、断裂，有斑点或虫蛀，均属劣质品，不宜选购。

❖ 当归含有蔗糖、挥发油，在空气中吸收水分之后容易受潮、泛油变黑，因此需要放置在阴凉干燥处，且注意防虫蛀。

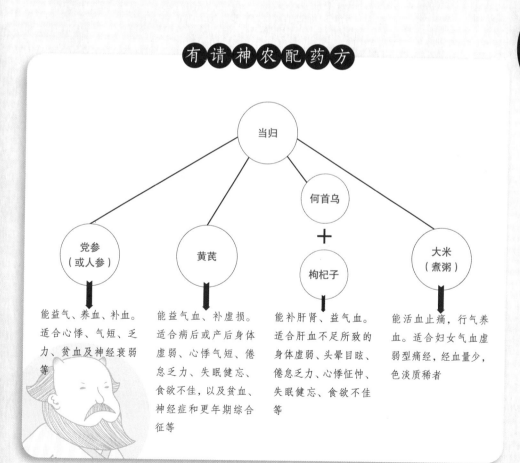

有请神农配药方

当归

何首乌

党参（或人参）

黄芪

枸杞子

大米（煮粥）

能益气、养血、补血。适合心悸、气短、乏力、贫血及神经衰弱等

能益气血、补虚损。适合病后或产后身体虚弱、心悸气短、倦怠乏力、失眠健忘、食欲不佳，以及贫血、神经症和更年期综合征等

能补肝肾、益气血。适合肝血不足所致的身体虚弱、头晕目眩、倦怠乏力、心悸怔忡、失眠健忘、食欲不佳等

能活血止痛，行气养血。适合妇女气血虚弱型痛经，经血量少，色淡质稀者

煮药膳

当归

◎ 当归羊肉汤 ◎

补气养血

【药材】当归 15 克，黄芪、党参各 25 克。

【食材】羊肉 500 克，姜 30 克，葱、料酒各适量。

【做法】

1. 羊肉切块，洗净，以沸水汆烫，捞起沥干备用。

2. 当归、黄芪、党参装入药布袋内，与葱、姜、料酒一起放入锅内，加水适量，以大火煮沸，再用小火煨炖，直至羊肉熟烂即成，最后再加少许盐调味。

 神农说膳食

❖ 这道汤以著名汤方"当归生姜羊肉汤"做变化，兼具当归补血汤（当归、黄芪）的功效，具有温中养血、补气生血的作用，适用于血虚者，所以病后、产后体弱者，脘腹冷痛，女性子宫虚寒及各种贫血者，均可食用。

❖ 外感发热、咽喉肿痛、牙痛者不宜食用。

◎ 归参山药猪腰汤 ◎

养血补肾

【药材】当归、党参、淮山药各 10 克。

【食材】猪腰 500 克，姜片、盐、香油均适量。

【做法】

1. 将猪腰切开，剔去筋膜、肾盂，洗净沥干后切片。

2. 当归、党参、山药装入药布袋内，与猪腰片、姜片一起放入锅内，加适量水，以大火煮沸转小火炖煮至猪腰熟透，加入少许盐、香油，略煮 5 分钟即可。

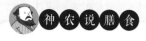

神农说膳食

❖ 适合气血亏损兼肾虚引起的心悸、气短、腰膝酸痛、失眠等症，女性月经期间容易觉得腰酸者，可作为食疗方。

❖ 淮山药可改成新鲜山药，若用鲜山药则不拘分量，山药可代替米饭当餐食。

何首乌
补肝肾，乌须发

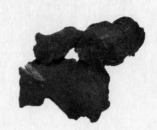

【性　　味】甘、涩，微温。

【归　　经】肝、肾经。

【功　　效】（熟用）补益精血，固肾乌须。

【著名方剂】七宝美髯丹（《医方集解》）。

　　　　　　补益肝肾、养血填精。

　　何首乌的品种很多，许多医书上都有赤、白两种记载，临床常用的是所谓的"赤首乌"，是蓼科植物的干燥块根；而一般用在补益用途者是选用经过黑豆炮制的"制首乌"；生首乌通常用于解毒、润肠通便。

　　《本草纲目》记载，"首乌气温，味苦涩。苦补肾，温补肝，涩能收敛精气，所以能养血益肝，固精益肾，健筋骨，乌髭发，为滋补良药，不寒不燥，功在地黄、天冬诸药之上"。宋朝《开宝本草》称何首乌"止心痛，益血气，黑髭发，悦颜色，久服长筋骨，益精髓，延年不老"。制首乌味甘厚，能补肝肾、益精气、乌须发、强筋骨，常用于血虚萎黄、眩晕耳鸣、须发早白、腰膝酸软、肢体麻木、心悸失眠、遗精崩带等症。

　　中医认为，肝主筋、肾主骨，肝主藏血、肾主藏精，当讨论到筋骨、精血时，一定会将这二脏一起讨论，肝肾功能可以视为一个人身体机能是否健全的指标。通常人开始衰老都可见到肝肾不足的症状，如筋骨不灵活、腰膝酸软、头发早白、倦怠乏力、头晕、耳鸣等，简单来说，要抗衰老首先要顾好肝、肾功能，不妨经常食用补益肝肾的药食、药膳。何首乌可以煮粥、做汤、泡酒，可以单吃也可以搭配枸杞子、熟地黄、山药、乌鸡等药食一起使用，有助延缓衰老。

◎ 何首乌使用注意事项 ◎

❖ 补益精血宜用制首乌，生首乌一般用于截疟、润肠、解毒。

❖ 湿痰重、大便溏泻者不宜食用。

❖ 女性孕期、月经期不宜食用。

❖ 何首乌含鞣质，因此在煎煮时不宜使用铁制器皿。

❖ 不宜与猪肉、血、无鳞鱼、萝卜、葱、蒜一起食用。

◎ 何首乌如何选购与保存 ◎

❖ 外形呈红褐色或紫褐色，表面凹凸不平，呈云锦花纹，质地坚实，粉性。

❖ 炮制的何首乌片，断面棕黑色，形成层处有裂缝，孔洞多，纵切片有不规则导管条纹。

❖ 一般中药行的何首乌多为正品，在观光旅游地区，可见以黄药子的块根充当何首乌使用。黄药子具有毒性，选购时需特别注意。

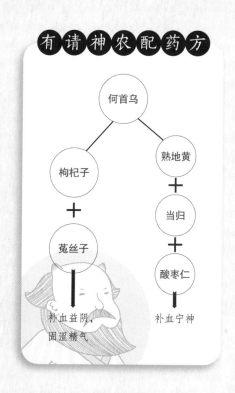

有请神农配药方

何首乌

枸杞子

熟地黄

＋

＋

菟丝子

当归

＋

酸枣仁

补血益阴，
固涩精气

补血宁神

何首乌
煮药膳

◎ 首乌川芎养血汤 ◎ 养血补肾

【药材】何首乌、黄精各 20 克，川芎、枸杞子各 10 克。

【食材】鸡腿一只，盐少许。

【做法】

1. 将鸡腿洗净，剁块，以沸水汆烫，捞起沥干。

2. 将中药材装进药布袋中，与鸡腿块一起放入炖盅，隔水加热 1 小时（若用电锅，外锅加两杯水，煮至开关跳起）。

3. 煮好后加入少许盐调味即可食用。

 神 农 说 膳 食

❖ 何首乌、川芎互相搭配具有活血行气作用，血液循环变好，就能改善毛发干燥、脱发、早白问题。

❖ 这道药膳加上黄精，能滋阴润肺、补脾益气，兼顾补脾、益精、润肺作用，适合中老年人预防早衰，对上班族压力大造成的脱发也很有效。

❖ 凡阴虚阳亢及肝阳上亢者不宜食用。月经量过多者及孕妇不宜食用。

◎ 首乌黑豆补肾汤 ◎ 益阴补肾

【药材】何首乌 15 克，红枣（去核）10 颗。

【食材】乌鸡爪 300 克，排骨 200 克，黑豆 50 克，盐少许。

【做法】

1. 鸡爪洗净，剁去爪甲；排骨洗净，剁成适当大小，与鸡爪一起放入沸水汆烫，捞起沥干备用。

2. 黑豆洗净浸泡 4~8 小时。

3. 锅中加入适量水，将所有药材、乌鸡爪、排骨、黑豆一起放入，以大火煮沸，转小火续炖 1 小时至肉熟烂，加入少许盐调味即可。

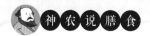**神农说膳食**

❖ 中医有以黑入肾（补肾）的说法，这道汤品以何首乌、黑豆、乌鸡为主，具有补肾益阴、强筋健骨的作用。

❖ 适合肾虚腰膝酸软、脚气水肿、肝肾阴虚、头晕目眩、体虚乏力、尿频、尿失禁者，以及头发早白者食用，可预防早衰。

❖ 冬季是养肾精最佳的季节，因此在冬天可以用这道汤品作为补养药膳。

补血虚，润肺阴

阿胶

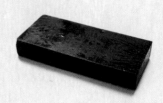

【性　　味】甘，平。

【归　　经】肺、肝、肾经。

【功　　效】补血止血，滋阴润肺。

【著名方剂】补肺阿胶汤（《小儿药证直诀》）。养阴补肺，镇咳止血。主治肺虚热盛。

　　近几年，电视剧《甄嬛传》热播，同时炒热了许多中药，东阿阿胶被成功植入，因而打响了知名度，其实原著当中并没有提到这味药。阿胶是驴皮煎煮浓缩后的固体动物胶，其主要成分是蛋白质，由于出自山东东阿县，故名阿胶。从汉唐至明清阿胶一直是皇家贡品，已有数千年的药用历史。

　　阿胶与熟地黄都有补血、滋阴的作用，但阿胶的补血功效较佳，是中医治疗血虚证的首选，熟地黄则较适合用于滋阴补肾。阿胶常与当归、黄芪等补益气血的药物一起用于血虚所致的脸色萎黄、眩晕、心悸等症。现代医学研究认为，阿胶能促进血液中红细胞和血红素的生成，比铁剂效果更好，说明了阿胶确实在补血方面效果突出，中医称其为"补血圣药"。

　　中医方剂中很多治疗肺部疾病的处方都有阿胶，因为它既能滋阴又能润燥，对于阴虚咳嗽、咯血，能润肺与止血；若是肺阴损伤，导致干咳、无痰、咽干、鼻燥，阿胶能润燥滋阴。阿胶也非常善于止血，对一切失血之症均可应用，咯血、吐血、便血、崩漏等症较为常用。阿胶既能止血，又能补血，对于因为出血造成的血虚证候，有标本兼顾之效。

　　阿胶也常被用于安胎。相传慈禧太后怀孕后期曾胎漏出血，时作时止，诸药均不起效，后来山东东阿人户部侍郎陈宗妫奏请建议使用阿胶治疗，果然血止病愈，顺利产下同治皇帝。

◎ 阿胶使用注意事项 ◎

❖ 阿胶性滋腻，有碍消化，脾胃虚弱、消化不良、大便稀软者不宜使用。

❖ 感冒者不宜服用。

❖ 食用阿胶时，忌食油腻食物。

◎ 阿胶如何选购与保存 ◎

❖ 品质优良的阿胶是整块光整平滑的胶块，表面呈漆黑色，有光泽且微透光。质地硬而脆，手掰，稍用力即断，若将胶块用力拍在硬物上，会裂成数块，不会因为气候炎热而软化。

❖ 断面光亮，对光照射呈棕色半透明，无油孔、气孔。溶于水或酒中，液体澄清不会混浊。无臭味异味，带微甜味。

❖ 应该贮藏在阴凉干燥通风处，注意防潮，不宜长期在冰箱冷藏室内保存。

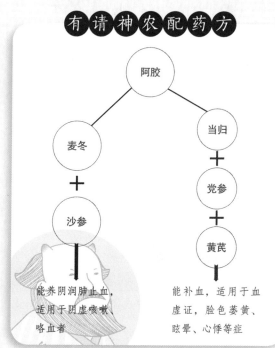

有请神农配药方

阿胶

麦冬 ← → 当归

麦冬 ＋ 沙参

当归 ＋ 党参 ＋ 黄芪

能养阴润肺止血，适用于阴虚咳嗽、咯血者

能补血，适用于血虚证，脸色萎黄、眩晕、心悸等症

阿胶
煮药膳

◎ 阿胶糯米粥 ◎

养血止血

【药材】阿胶 10 克。

【食材】黑糯米（紫米）50 克，冰糖少许。

【做法】

1. 黑糯米淘洗干净，用清水浸泡 4~6 小时；阿胶打碎。
2. 黑糯米放入锅中加入适量清水，大火烧开后转小火。
3. 煮至米粒将熟，加阿胶煮至化开且米粒熟烂成稀粥，加冰糖调味即可。

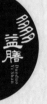

神农说膳食

❖ 阿胶具有很好的补血止血作用，对血虚及吐血、女性崩漏不止等出血性疾病有较好的疗效；黑糯米有补血、养气、补肾的功效。

❖ 这道阿胶糯米粥以 3 天为一个疗程，宜间断服用，连续服食会有腹胀的感觉。

◎ 阿胶杜仲鸡汤 ◎

滋补肝肾

【药材】杜仲 20 克，阿胶 15 克。

【食材】乌鸡 1 只，葱、姜、盐、料酒各适量。

【做法】

1. 乌鸡洗净，以沸水汆烫，冷水冲洗沥干。
2. 将乌鸡、杜仲、阿胶、葱、姜一起放入砂锅中，加适量水，大火煮沸后以小火炖 2 小时，加入料酒、盐略煮 10 分钟即可关火。

神农说膳食

❖ 杜仲具有补肝肾、强筋骨、安胎的作用，与阿胶搭配，能滋补肝肾、补血养阴，适用于肝肾虚损、腰膝酸软、血虚头晕的人食用，也可做为安胎食疗药膳。

龙眼肉

养心血，补脾气

【性　　味】甘，温。

【归　　经】心、脾经。

【功　　效】补心安神，养血益脾。

【著名方剂】归脾汤（《济生方》）。主治心脾两虚、气血不足、神疲食少、心悸失眠等症。

龙眼小故事

　　龙眼，传说因为像"龙"的眼睛，因而得名。龙眼有非常多的名称，桂圆、亚荔枝、燕卵等，因为荔枝产季过后就是龙眼盛产季，所以又被称为"荔枝奴"。历史记载杨贵妃酷爱荔枝，其实关于龙眼名称的来源典故，也有一则与她有关。据传有次杨贵妃生病了，胃口不好，有位大臣献上一种水果，让杨贵妃有了食欲，皇上因此将这种水果取名为"桂圆"（贵体复原）。

　　中药使用的龙眼，是新鲜龙眼烘成的干果果肉，因此在处方中通常会用"龙眼肉"。龙眼味甘性温，有开胃益脾、养血安神、补虚长智的功效。常用于心脾虚损所致的失眠、健忘、惊悸怔忡，气血不足、体虚力弱等症。既能补脾胃之气，又能补营血不足，单一味熬膏、冲茶、煮粥，或是配合其他益气补血药物同用，都是很好的补益佳品。李时珍的《本草纲目》中记载："食品以荔枝为贵，而资益则龙眼为良。"可见龙眼在补益方面效果极佳。

　　龙眼一般人均可食用，尤其适合体质虚弱的老年人、记忆力减退者、头晕失眠者及妇女食用。

　　龙眼肉营养丰富，富含葡萄糖、蔗糖和维生素A、维生素B_2及铁质等多种营养素，适合体弱者、病后的人、中老年人、更年期女性作营养补充，不过龙眼肉所含的糖为容易消化吸收的单糖，血糖过高者不宜过食。

◎ 龙眼使用注意事项 ◎

❖ 有发炎症状、咳嗽有痰且痰黏稠者不宜食用。

❖ 内有郁火、痰饮气滞及湿阻中满者不宜食用。

❖ 孕妇不宜过食。中医认为，女性在怀孕期间体质会比较偏热，往往会有大便燥结、口苦口干、心悸、燥热等症状，而龙眼性温，能助火化燥，容易上火，孕妇过食会导致胃气上逆、腹痛，甚至流产，所以孕妇不宜多吃。

◎ 龙眼如何选购与保存 ◎

❖ 通常中药行销售的龙眼肉都已经去壳、核，选购时要选质柔润而光泽，有黏性、黏成块，呈现黄棕色，半透明，一面皱缩不平，粗糙，一面光亮而有细皱纹，带香气，味浓甜者。

❖ 龙眼有直接日晒法与火焙法。日晒法的龙眼以色泽黄亮为最佳，红褐色次之；火焙法的龙眼则以色泽深黄带红者为最佳，红褐带黑者次之。

❖ 置阴凉干燥通风处，防潮，防虫蛀。

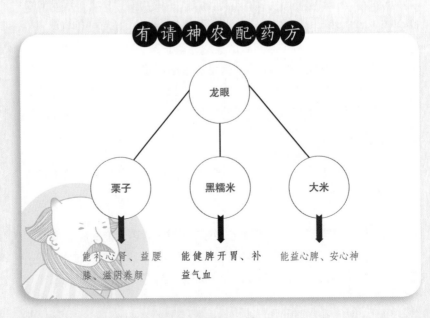

有请神农配药方

龙眼

栗子 —— 能补心肾、益腰膝、滋阴养颜

黑糯米 —— 能健脾开胃、补益气血

大米 —— 能益心脾、安心神

益膳 Duoduo Yi Shan

龙眼肉 煮药膳

◎ **龙眼莲子粥** ◎　　　　　　　　　　健脾养心

【药材】龙眼肉 30 克，鲜莲子 80 克。

【食材】小米 100 克。

【做法】

1. 莲子洗净，浸泡半小时；小米洗净沥干。

2. 锅置火上，加适量清水，放入小米、鲜莲子煮至八成熟，加入龙眼肉煮熟即可。

（神）（农）（说）（膳）（食）

❖ 这道龙眼莲子粥有健脾养心的功效，能够安神、缓解压力，适合高压人群缓解压力及改善失眠问题。

❖ 龙眼性温，一切阴虚内热体质及患热性病者均不宜食用，孕妇也不宜食用。

❖ 经常腹胀及大便燥结者不宜过食莲子。

◎ **龙眼红枣粥** ◎　　　　　　　　　　养气补血

【药材】龙眼肉 20 克，红枣 15 克。

【食材】糯米 100 克，红糖适量。

【做法】

1. 糯米淘洗干净，用冷水浸泡 1 小时，沥干水分；龙眼肉去杂质，洗净；红枣洗净，去核。

2. 锅置火上，加入适量冷水，放入糯米、红枣，用大火煮沸，再用小火慢煮至八成熟，加入龙眼肉煮至成粥，加入红糖拌匀即可。

❖ 红枣的主要功效是养气补血，龙眼也是血虚的理想补品。这道龙眼红枣粥对女性经血过多而引起的贫血或是产后血虚有很好的补益功效，因为血虚造成眼睛干涩者，也很适合经常喝这道粥，可养肝明目。

❖ 在月经期间，一些女性常会出现脚肿或者眼肿的现象，其实这是湿重的表现，这类人不宜大量食用红枣。

润肺阴，除心烦

麦冬

【性　　味】甘、微苦，微寒。

【归　　经】脾、胃、心经。

【功　　效】润肺养阴，益胃生津，清心除烦，润肠。

【著名方剂】麦门冬汤（《金匮要略》）。清养肺胃，降逆下气。

林语堂的《苏东坡传》里提到一段话"米芾送来一种药，是麦门冬汤。"根据历史书籍记载，苏东坡颇谙医理又懂中药，经常自己给自己下处方，因此有些医家就针对苏东坡最后是否因为用错药延误了治疗时机而致死出现不少争议，不过苏东坡对于麦冬的清热效果却是赞誉不绝。

《神农草本经》将麦冬列为上品，称其"主心腹结气，伤中伤饱，胃络脉绝，羸瘦短气，久服轻身不老不饥。"《名医别录》则说，"强阴益精，消谷调中，保心神定肺气，安五脏，令人肥健，美颜色，有子。"足见历代医家对于麦冬所具有的滋补强壮、延年益寿作用多有认同。

麦冬味甘气凉，质柔润多汁，为清润之品，既能润肺止咳，又能清心降火，善治肺胃虚热，且能清心除烦，麦冬能滋养胃阴而生津，与石斛、沙参、天冬、生地黄、玉竹等配伍应用，可用于阴虚内热、胃阴耗伤、津少口渴等症。

麦冬与天冬，都是甘寒清润的药品，两者养阴润燥的功效类似，但麦冬润肺，养胃清心；天冬润肺，滋肾，性较寒凉。胃阴不足、心烦躁渴等症，大多用麦冬；肾阴亏损、潮热、遗精等症，则多选用天冬。临床上对于肺阴受伤、干咳少痰等症，经常二冬配合使用。《清太医院配方》有个方剂——二冬膏，就是由麦冬、天冬与川贝母共同组成，可以清心润肺，止咳化痰，滋阴降火，解渴除烦，除五脏之火。"久服水升火降，阴与阳齐，则无病矣"。

◎ 麦冬使用注意事项 ◎

❖ 脾胃虚寒，大便溏泻或有湿滞者，不宜食用。

❖ 感冒风寒或有痰饮湿浊咳嗽者不宜食用。

◎ 麦冬如何选购与保存 ◎

❖ 外表淡黄白色，呈半透明状，表面有不规则纵皱纹。未干透质地较柔软，干后质地坚硬。断面黄白色，干时角质状，中央有细小木质部（心）。气微香，味微甜，具黏性。个体完整、肥壮，无霉变者为佳。个碎、瘦小、色发红黄，味淡者为次。

❖ 麦冬在夏季受潮后极易发热、软化、出现油味和生霉，并且颜色变红黄，故应贮藏于干燥、通风之处，注意防潮及防虫蛀。

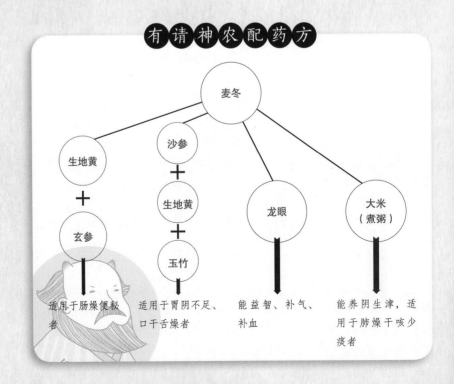

有请神农配药方

麦冬

生地黄 + 玄参 → 适用于肠燥便秘者

沙参 + 生地黄 + 玉竹 → 适用于胃阴不足、口干舌燥者

龙眼 → 能益智、补气、补血

大米（煮粥） → 能养阴生津，适用于肺燥干咳少痰者

麦冬
煮药膳

◎ 玉竹麦冬银耳汤 ◎　　　　　　　清热润肺

【药材】玉竹、麦冬各 25 克。

【食材】银耳 15 克，冰糖 10 克。

【做法】

    1. 将银耳泡发，去蒂，洗净。

    2. 锅置火上，加入适量清水，放入玉竹、麦冬和银耳，大火煮沸转小火，煮至银耳软烂即可加冰糖搅拌至化开。

 神农说膳食

❖ 麦冬解热清肺、生津止渴；玉竹和银耳也都有润肺滋阴的功效。三者合用，可改善干咳无痰或痰少黏稠，或痰中带有血丝、口鼻干燥、咽喉干痛发痒等燥热咳嗽症状。

❖ 这道汤非常适合秋季食用，对于经常用嗓的人群，如老师、歌手等，不妨用这道汤品做日常保养。

❖ 玉竹属甘腻之品，中寒腹泻、胃部胀满、不喜饮水者不宜食用。

◎ 麦冬沙参梨汤 ◎　　　　　　　养胃益阴

【药材】麦冬、沙参各 15 克。

【食材】梨 1 个，冰糖适量。

【做法】

    1. 梨洗净，切片。

    2. 将全部材料放入炖盅，隔水蒸 1 小时，关火稍闷。

❖ 麦冬、沙参能养阴、清肺、祛痰，与梨一起炖，喝汤吃梨，可以生津止渴，还能改善慢性胃炎症状，也是秋季最佳食疗方之一。

❖ 麦冬、沙参都属于养阴的中药，经常共同使用。这类药物适用于阴虚潮热、盗汗、虚烦失眠，或热盛伤津而见舌红、口燥等症，通常在更年期妇女身上常见这些症状，女性可经常吃些滋阴药食，以清体内虚热。

安心神，润肺燥

百合

【性　　味】甘，微寒。
【归　　经】心、肺经。
【功　　效】润肺止咳，清心安神。
【著名方剂】百合知母汤（《金匮要略》）。治百合病（注：中医指情志病，以神志恍惚、精神不定为主要表现，类似于现在的神经官能症）。

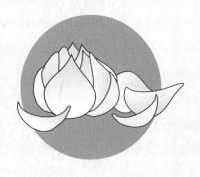

一般中药处方中的百合是指百合科植物百合及同属近缘植物鳞茎的鳞叶。通常会在秋季采挖鳞茎，洗净后剥取鳞叶，置沸水中略烫，干燥后使用即为药用的干百合。

为什么叫百合呢？据说是因为它的鳞茎由近百块白色鳞片层层环抱而成，状如白莲花，所以取其"百年好合"之意。因为百合入心经，能清心除烦，宁心安神，常用于神思恍惚、失眠多梦、心情抑郁、喜悲伤欲哭等病症，所以古代中医家便将这些病症称为"百合病"，相当于现代的精神官能症。

新鲜百合富含淀粉、蛋白质、脂肪及钙、磷、铁、维生素 B_1、维生素 B_2、维生素 C 等营养素，具有很好的滋补效果，对皮肤细胞新陈代谢很有帮助，是女性美颜圣品，尤其是油性肌肤者，容易长青春痘，多吃百合能平衡肌肤健康。百合还含有一些特殊成分，如秋水仙碱等多种生物碱，对白细胞减少症有预防作用，还能促进和增强单核细胞系统的吞噬功能，提高机体的体液免疫能力，对化疗及放疗后白细胞减少症有治疗作用。

中医认为，"虚则补之，燥则濡之"，肺部的问题大多是阴虚所致，这类问题不宜大补，反而需要用清润之品来保养肺阴，百合是一种非常理想的解秋燥、滋润肺阴的佳品。对肺热干咳、痰中带血、肺弱气虚等症都有良好的疗效。此外，百合还可用于治疗妇女更年期综合征、肠道出血、便秘等。

百合是秋季时令药食，正好适合用于秋季养肺，所以在夏秋交替之际，鲜百合取得方便，不妨用百合来做菜、煲汤、熬粥，或是用蜂蜜熬制一瓶蜜百合，平常用来冲茶饮。

◎ 百合使用注意事项 ◎

❖ 百合为药食皆宜的滋补佳品，四季皆可食用，但因其具有润肺功能，秋季食用更佳。

❖ 风寒感冒咳嗽、虚寒出血、脾胃不佳、大便溏泄者不宜食用。

◎ 百合如何选购与保存 ◎

❖ 肉质肥厚，中心厚，边缘薄而向内卷曲，表面乳白或淡黄棕色，光滑细腻，略有光泽，瓣内有明显的纵行细条纹。质坚硬而稍脆，断面平整，黄白色似蜡样。气微，味微苦。

❖ 百合有鲜百合和干百合之分。

①鲜百合应选择个大瓣厚、质地细腻、颜色洁白、有光泽、无明显斑痕、鳞片肥厚饱满，无烂斑、伤斑、虫斑、黄锈斑者。

②干百合的选购，以个大、肉厚，质坚、色白、粉性足者为佳。一般人以为干百合外表应越白越好，越大越好，其实这是不对的。颜色过于白的干百合，有可能是用硫黄漂白过的，作为药用会有副作用，且经过漂白的干百合吃起来带酸味，选购时要特别小心。

③鲜百合采下来后，连同泥土，不要碰到水，用报纸包裹，可保存3个月。若冷藏放置约1个月，则是最佳的品尝时间，因为百合的淀粉转化为糖，吃起来口感鲜甜。

④干百合应置通风干燥处，防潮，防虫蛀。

有请神农配药方

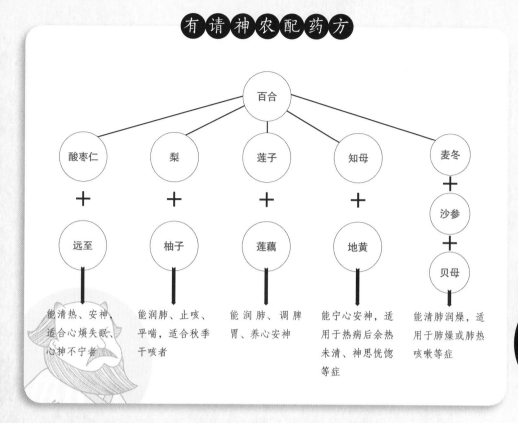

百合

酸枣仁 ＋ 远至

能清热、安神，适合心烦失眠、心神不宁者

梨 ＋ 柚子

能润肺、止咳、平喘，适合秋季干咳者

莲子 ＋ 莲藕

能润肺、调脾胃、养心安神

知母 ＋ 地黄

能宁心安神，适用于热病后余热未清、神思恍惚等症

麦冬 ＋ 沙参 ＋ 贝母

能清肺润燥，适用于肺燥或肺热咳嗽等症

◎ 百合金针汤 ◎

清心安神

【药材】鲜百合 15 克，红枣 6 颗。

【食材】金针花（干）30 克，猪里脊肉 50 克，葱段、姜片、盐各适量。

【做法】

1. 金针花用清水泡发，择洗干净沥干；猪里脊肉去净筋膜，洗净，切丝；百合择洗干净沥干。

2. 将百合、红枣、金针花、猪里脊肉、葱段、姜片一起放进锅内，加入适量清水，大火煮沸后改为小火煮至肉熟烂，加入盐调味即可。

神农说膳食

❖ 百合能润肺止咳，清心安神，可用于热病后余热未清，虚烦惊悸，神志恍惚；金针花又名"忘忧草"，有清热利尿、解毒消肿、止血除烦、宽胸膈、养血平肝、利水通乳的作用。这两种药食一起煮，可以清热、安神，还可以缓解脚气浮肿。经期前后或是更年期容易有烦躁、失眠等症状，可用这道汤做食疗，改善情绪不稳及水肿问题。

❖ 有皮肤瘙痒症的人忌食金针花。

◎ 百合莲子排骨汤 ◎

安神润肺

【药材】鲜百合 30 克，鲜莲子（去心）20 克，枸杞子 10 克。

【食材】排骨 500 克，料酒、盐各适量。

【做法】

1. 将排骨洗净，以沸水汆烫沥干。

2. 百合、莲子择洗干净，沥干。

3. 将排骨、百合、莲子、枸杞子一起放入锅中，加入适量清水，大火煮沸后转小火续煮 1 小时，加入料酒、盐，煮 10 分钟，关火稍焖。

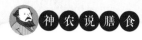
神农说膳食

❖ 这道汤品具有安定心神、缓解紧张的作用，还能祛痰止咳、润肺生津，适合现在高压的上班族经常食用，可帮助改善睡眠品质，增强体力与抗病力。

❖ 百合、莲子若无新鲜品，可用干品代替。干百合、干莲子煮之前均需要泡发择洗。

　　　干百合如何泡发？

　　将干百合用沸水略为煮滚，清洗，浸泡在清水中 4~8 小时（至发涨），浸泡时仍要不时换水（尤其夏天），务必将百合皮上咖啡色渍清洗干净，以免煮时有酸味。

补肝肾，润肺阴

【性　　味】甘，平。

【归　　经】肝、肾、肺经。

【功　　效】补肾益精，养肝明目，润肺。

【著名方剂】杞菊地黄丸（《医级》）。治肝肾不足、头晕目眩、久视昏暗。

> 枸杞整株都具有药效，每个部位各有适用症与相应采收季节。
>
> 春天采其叶，名为天精草，补虚益精，清热明目。
>
> 夏天采其花，名为长生草，强肾补肝。
>
> 秋天采其子，名为枸杞子，养肝，滋肾，润肺。
>
> 冬天采根皮，名为地骨皮，又称仙人杖，清热凉血，清肺降火。

枸杞子是非常普遍的药食两用品，它的口感香甜，不管是直接咀嚼、冲茶饮、做餐食、做糕点、泡酒，都是讨喜的角色，堪称最百搭的药食。

枸杞素有宝树、药树之称，果实、茎、叶、根均可作为药用或入菜。有人称枸杞子为"却老子"，因为枸杞子自古就是滋补养人的上品，有很好的延衰抗老功效。也有人称它"向阳子"，因为枸杞子在增强性功能方面具有独特作用，可以促进男性睾酮和女性雌激素分泌，不过枸杞子滋阴功效胜于助阳，且补益作用佳，所以常应用于滋补肾阴。

《神农本草经》将枸杞子列为上药，称其"久服，坚筋骨，轻身不老，耐寒暑"。枸杞子对于肝肾阴虚证效果极佳，适合遗精、腰膝酸软、头晕、目眩的人食用。枸杞子富含胡萝卜素、甜菜碱、维生素 A、维生素 B_1、维生素 B_2、维生素 C 和钙、磷、铁等，是非常好的营养滋补佳品，体质虚弱、抵抗力差的人，适合经常吃枸杞子，不妨每天吃 15~20 克，可以直接嚼食或是冲茶（冲茶的枸杞子最好也能吃下去）。

近年来，关于枸杞子的萃取物——"枸杞多糖"的研究非常多，证实了枸杞子能促进肝细胞新生，保护肝脏细胞，预防肝硬化、脂肪肝；具明目作用，可改善老花眼、青光眼、白内障、夜盲症、干眼症；能降低胆固醇、血脂及血糖，预防动脉硬化及降血压；增强免疫力及抗病能力，抑制癌细胞生成；提高皮肤吸收养分能力，改善黑斑、雀斑；促进体内新陈代谢，提高脱氧核糖核酸的修复能力，促进乳酸菌生长，延缓衰老等。

◎ 枸杞子使用注意事项 ◎

❖ 体质虚弱、抵抗力差、易感冒的人，建议长期食用，但应以少量为佳，不可一次服用过量。

❖ 一般来说，健康的成年人每天吃20克左右的枸杞子较宜；若想达到治疗的效果，每天最好吃30克左右（每天2~3次，每次约10克）。

❖ 枸杞子虽然具有很好的滋补和治疗作用，却不适合所有人食用。由于枸杞子属味甘质润之品，具有温热身体的效果，因此正值感冒发热、身体有炎症反应、消化不良、腹泻、高血压者最好不要食用。

❖ 枸杞子含糖量较高，虽然可治疗糖尿病，但糖尿病患者仍应酌量使用，不宜过量。

◎ 枸杞子如何选购与保存 ◎

❖ 外观鲜红或深红色，略有光泽，颗粒大，肉厚，籽少，味香甜，质地柔润，无破损。如果外观颜色偏暗红，有酸味或霉点、破损则不宜选用。

❖ 现在有部分商人会将枸杞子用明矾水浸洗或用硫黄熏制，以使其颜色鲜亮，这类经过处理的枸杞子，颜色会呈现不自然的红色，且每一颗都颜色一致，选购时要特别注意。

❖ 枸杞子保存要注意干燥通风，忌高温，防受潮，防虫蛀。

有请神农配药方

```
                              枸杞子
    ┌───────┬────────┬────────┼────────┬────────┬────────┐
   黄精    熟地黄   冬虫夏草   西洋参    银耳     菊花
    ↓       ↓        ↓         ↓        ↓        ↓
```

能补精益气　　能补肝滋肾

能滋补肝肾，适合头晕、眼花、腰膝酸软、关节活动不利、烦热、盗汗者

能生津润肺，适合经常口干舌燥、干咳、气虚者

能养阴润肺，适合阴虚咳嗽者

能养肝明目，适合眼睛干涩、流泪、易疲劳者，可预防干眼症

枸杞子 煮药膳

◎ 参杞鸡汤 ◎

【药材】人参 10 克，枸杞子 5 克，红枣 6 颗。

【食材】鸡 1 只，葱段、姜片各适量，盐少许。

【做法】

1. 鸡冲洗干净，放入沸水中汆烫去血水，捞出。

2. 砂锅置火上，放入鸡、人参、红枣、枸杞子、葱段、姜片和适量清水，大火烧开后转小火煮至鸡烂熟，加盐调味即可。

 神农说膳食

❖ 人参能大补元气，与枸杞子、红枣和鸡肉同煮，能气血双补，特别适合身体虚弱的人，也可作为产后补身食疗，不过最好在产后 5 天之后食用。

❖ 感冒发热者不宜食用。服人参 24 小时内忌吃萝卜、茶及辛辣或刺激性食物。

❖ 人参、枸杞子、红枣可单独以炖盅隔水炖，中老年人每周喝 1~2 次，可以延缓衰老，增强抗病能力。

◎ 首乌枸杞肝片 ◎

【药材】何首乌、枸杞子各 20 克。

【食材】猪肝 100 克，盐少许。

【做法】

1. 将何首乌、枸杞子放入锅中，加适量水浸泡片刻，大火煮沸后转小火煎煮 30 分钟。

2. 猪肝洗净切片，放入何首乌、枸杞药汁内续煮至猪肝熟，关火稍焖，加盐调味即可。

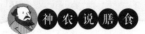
神农说膳食

❖ 这道药膳具有养血滋阴作用，枸杞子、何首乌均有补肝肾作用，与猪肝一起煮，可以佐餐当菜也可当汤，吃猪肝喝汤，是很好的抗衰老汤品。

❖ 何首乌、枸杞子煮成的药汁也可用来煮紫米粥。紫米（黑糯米）事先浸泡 4~6 小时，以药汁煮成粥品，能滋补肝肾，还有乌发、美颜效果，适合头发早白的人经常食用。

❖ 猪肝不宜久煮，也可用鸡肝代替。

❖ 腹泻及有湿痰者不宜食用。

润肺阴，养胃津

银耳

【性味】甘、淡，平。

【归经】肺、胃、肾经。

【功效】滋阴润肺。

银耳是一种食用菌，俗称白木耳，又名雪耳，状似人耳，色白如银，因此名为银耳。银耳经常被用在滋补的膳食中，它的颜色、口感、功效都和燕窝相似，不过价格很平民，因此有人称为"平民燕窝"。

中医认为，银耳得大地之精气，色白入肺，能滋阴润肺，是肺脏的最佳滋养品。此外，银耳还可以补脾养胃、益气生津、清肠润肺，常用于治疗肺热咳嗽、肺燥干咳、咳痰带血、胃肠燥热、便秘出血、月经不调等症。

银耳含有蛋白质、脂肪、碳水化合物、维生素 B_1、维生素 B_2 和磷、钙、铁等营养素，还含有多糖、海藻糖、硫胺素、核黄素等成分，具有提升免疫力、软化血管、清除血管杂质、改善血液循环等作用。银耳是非常好的滋阴食品，"阴"在中医表示阴液、水分，加上银耳富含胶质，对皮肤容易缺乏水分，容易长斑点、皱纹的人来说，经常食用银耳是补水的最佳方式。

银耳富含膳食纤维，热量低，所含的多糖能让血糖上升变缓，适合于减重瘦身者及糖尿病患者食用，不过银耳一次不能吃太多，胶状银耳在肠胃中遇水过度膨胀，反而会造成腹胀、便秘等问题。

◎ 银耳使用注意事项 ◎

❖ 干银耳浸泡时间不宜过久，泡发即可煮食，以免变质、变味。

❖ 银耳变质容易受酵米面黄杆菌污染，食用后易中毒。如果银耳根部变黑，外观有黑色、黄色，闻起来有异味，摸起来有黏腻感，则不要食用。

❖ 有出血症状、外感风寒者不宜食用。

❖ 老年人、脾胃功能弱者应避免过食，以免消化不良，导致腹胀、腹痛或便秘等症状。

◎ 银耳如何选购与保存 ◎

❖ 干银耳以干燥、色泽天然、略呈黄色、质轻、朵面大且完整，质厚者为佳。色泽过白，可能是漂白加工过的成品；颜色太黄则可能是贮存过久，不够新鲜，也可能是下雨或受潮后再次烘干的，均不宜选购。

❖ 银耳基部凹陷处容易长霉菌，应仔细察看有无黑斑或杂质。

❖ 质量好的银耳应无异味，劣质银耳可能残留二氧化硫和双氧水，靠近鼻子闻一闻就会有明显的酸味，这类银耳不要选购。

❖ 目前有栽培银耳上市，选购新鲜银耳时最好选择色泽天然、略呈黄色、朵面大且完整，按压后迅速恢复弹性者。如果发现新鲜银耳出现变色、摸起来有黏腻感、闻起来有异味，表示已经变质，不可选购，若烹煮时发现变质就不能再用。

❖ 新鲜银耳放入袋中，再放入冰箱冷藏，可保存3~5日，冷冻可放1个月；干燥银耳则放在阴凉通风处即可，避免曝晒在阳光下。

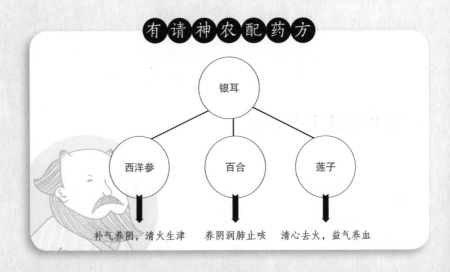

有请神农配药方

银耳

西洋参 — 补气养阴，清火生津
百合 — 养阴润肺止咳
莲子 — 清心去火，益气养血

银耳
煮药膳

◉ 银耳百合羹 ◉　　　　滋阴养胃

【药材】干百合 40 克，红枣（去核）20 颗，银耳 20 克。

【食材】冰糖适量。

【做法】

1. 银耳洗净，泡发，去蒂头，用手撕碎。

2. 将干百合用沸水略为煮滚，清洗，浸泡在清水中 4~8 小时（至发涨），浸泡时仍要不时换水，洗净表面咖啡色污渍。

3. 将全部材料放入炖盅内，隔水炖 1 小时，关火稍焖。

 神农说膳食

❖ 银耳是"平民燕窝"，不但具有燕窝的口感，还有补脾开胃、滋阴润肺的作用。与百合、红枣一起炖，能够生津止咳、宁心安神、滋阴养胃，适合作为秋冬气候变化引起的咳嗽、口干、食欲不振的食疗。

❖ 这道汤品的材料均有养颜美容的功效。女性容易有阴虚问题，经常食用这类补阴药膳，能够淡斑、美白及预防黄褐斑，还能帮助皮肤保持弹性。

◉ 补肺银耳汤 ◉　　　　滋阴润肺

【药材】玉竹、沙参、麦冬（去心）各 5 克，银耳 15 克，莲子 30 克，红枣（去核）20 颗。

【做法】

1. 银耳洗净，泡发，去蒂头，用手撕碎。

2. 莲子洗净浸泡 30 分钟（若是新鲜莲子则不需浸泡）。

3. 将全部材料放入锅中，加入适量水，大火煮沸后转小火煮至莲子熟烂，关火稍焖。

❖ 这道汤品以补阴药（玉竹、沙参、麦冬）为主，搭配银耳能润肺、补脾、益胃，具有提升免疫力的作用。适合作为中老年人、幼儿、体虚者强身的食疗。

❖ 可加入鲜山药（切丁）同煮，将山药、莲子当作主餐食用，能够改善食欲不振，适合脾胃虚弱、消化不良或经常腹泻者食用，但若是有腹胀、便秘情况则不宜过食莲子。

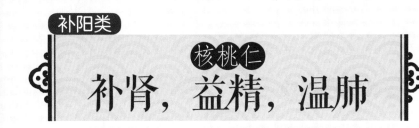

补阳类

核桃仁

补肾，益精，温肺

【性　　味】甘，温。

【归　　经】肺、肾、大肠经。

【功　　效】补肾益精，温肺定喘，润肠通便。

【著名方剂】胡桃丸（《御药院方》）。益精补髓，强筋壮骨，延年益寿，悦心明目，滋润肌肤，令壮年高人脏腑不燥结。

　　核桃仁做为中药材时名为"胡桃肉"，为胡桃科落叶乔木胡桃成熟果实的核仁。核桃仁的肉润而皮涩，核仁肉富含油脂，能润肠滑肠，适用于津液不足的肠燥虚秘，所以如果要做润肠用，就要把核桃仁外那层薄膜去除，但是如果用于定喘止咳，就要连皮一起用，核桃仁的皮涩，具有收敛肺气的作用，适合肺肾气虚造成的虚寒喘咳。

　　核桃仁营养价值非常高，富含优质蛋白质，脂溶性维生素 A、维生素 E，水溶性维生素，维生素 C、维生素 B_1、维生素 B_2、叶酸、泛酸、维生素 PP 等，以及铁、锌、铜、镁、磷等矿物质，最重要的是含有丰富的必需脂肪酸——亚麻油酸及次亚麻酸，这两种脂肪酸属于多不饱和脂肪酸，是维持人体健康所不可或缺的，尤其次亚麻酸是属于 $\Omega-3$ 型脂肪酸，对于降低血脂、胆固醇有显著的效果。建议大家每天摄食一份坚果，核桃仁便是非常好的选择。

　　坚果类食物中，核桃仁与栗子都有补肾的作用，核桃仁适用于肾阳不足所致的腰膝酸痛、遗精、尿频；栗子被称为"肾之果"，有养胃健脾、补肾强腰的功效，适用于肾虚造成的腰膝无力。这二种不仅可作为坚果直接食用，还可一起入菜。

　　准备适量新鲜栗子、核桃、胡萝卜、洋葱，将栗子、核桃分别去壳及薄膜，以沸水略煮，捞起沥干。胡萝卜、洋葱分别洗净去皮切滚刀块。将全部材料放入砂锅中，加入适量高汤（液面高于食材 1~2 厘米），中火煮至食材熟透、汤汁快收干，关火焖 10 分钟即可。这是一道既补肾又补脾胃的美味膳食，常感觉腰酸背痛、头晕眼花、记忆力衰退者可经常食用。

◎ 核桃仁使用注意事项 ◎

❖ 痰火积热、阴虚火旺而致咳喘者不宜食用。

❖ 能润燥滑肠，故大便溏薄者不宜食用。

◎ 核桃仁如何选购与保存 ◎

❖ 核桃仁完整者似球形，由两瓣种仁合成，皱缩多沟，形似脑，凹凸不平。外被棕褐色薄膜状种皮，种皮味涩，剥去种皮肉为黄白色。质脆，富油质。气微臭，味甘美，富油质。

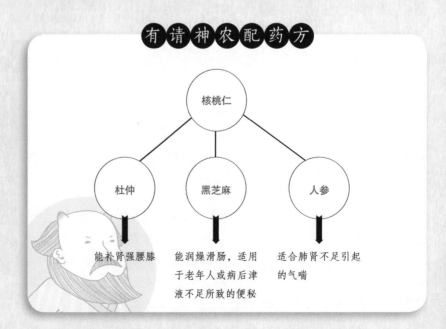

有请神农配药方

核桃仁

杜仲　　　黑芝麻　　　人参

能补肾强腰膝

能润燥滑肠，适用于老年人或病后津液不足所致的便秘

适合肺肾不足引起的气喘

核桃仁煮药膳

◎ 核桃淮山芡实汤 ◎ 补肾固精

【药材】核桃仁 100 克，芡实 50 克、淮山药 25 克。

【食材】猪排骨 400 克，生姜 3 片，盐少许。

【做法】

1. 猪排骨洗净，切片。

2. 将核桃仁、芡实、淮山药、猪排骨、姜片放入锅中，加入适量清水，大火煮沸，转小火煮 1 小时，加盐调味即可。

神 农 说 膳 食

❖ 核桃仁是传统的补肾佳品，也是治疗肾虚药膳中常用的主料，可治肾虚腰痛、遗精、健忘、耳鸣、尿频等症，尤其对于肾虚引起的腰痛有很好的治疗效果。这道汤品有补肾固精、温肺止咳、益气养血、补脑益智、补肝乌发的作用，适合中老年人及用脑族日常食疗。

❖ 核桃仁油腻滑肠，并且易生痰助火，阴虚内热、腹泻、支气管扩张、痰多咳嗽者忌食。

◎ 核桃紫米粥 ◎ 补肾养血

【药材】核桃仁 30 克。

【食材】黑糯米（紫米）100 克，葡萄干 20 粒。

【做法】

1. 黑糯米淘洗干净后浸泡 4~6 小时。

2. 锅置火上，加适量清水，放入黑糯米，大火煮沸，改小火熬煮至米破，加入葡萄干、核桃仁续煮 15 分钟即可。

❖ 核桃仁和黑糯米可滋补肝肾、养血生发，适合于头晕、失眠、烦躁不安、手心脚心发热等症者，有肝肾阴虚型脱发、更年期综合征者非常适合以此方食疗。

❖ 核桃仁含油脂较多，忌食用过量，否则会影响消化。

杜仲

补肝肾，强腰膝

【性　　味】甘，温。

【归　　经】肝、肾经。

【功　　效】补肝肾，强筋骨，安胎。

【著名方剂】杜仲丸（《千金要方》）。能补肾，主治肾虚腰痛。

　　杜仲自古便是名贵药材，《本草备要》提到："杜仲，甘温能补，微辛能温，色紫入肝经气分。润肝燥，补肝虚。子能令母实，故兼补肾。肝充则筋健，肾充则骨强，能使筋骨相着。"因为杜仲药用部位是干燥树皮，切断面有细密、银白色、富弹性的橡胶丝，古人认为，皮中有丝，象征筋骨相着，所以杜仲经常被用来治疗腰酸背痛，强健筋骨。

　　现代医学认为杜仲可以抗炎、抗菌、抗病毒、抗疲劳、抗衰老、抗肿瘤，还能降血糖、降血脂、降胆固醇和降血压。市面上有很多"杜仲茶"，标榜可以减肥、降血压，杜仲茶的材料是杜仲叶并非杜仲，作用类似，杜仲冲茶颜色暗黑，口感没有杜仲叶好，所以大多数人习惯用杜仲叶做茶饮。

　　杜仲对于血压的作用，属于双向调节，血压高者服了可以降压；血压偏低者服后又能升压。杜仲除了调节血压的作用广受医家好评外，临床上也经常在安胎方剂中使用杜仲，胎动不安、先兆流产可用杜仲搭配适当药物来保胎。

　　杜仲经常用来搭配补肝肾的药膳，也可以用来泡酒，杜仲酒是非常好的保健酒，可以单一味杜仲加高粱或米酒浸泡，也可与丹参、川芎、桑寄生或鹿茸等滋补肝肾、强壮筋骨的中药一起浸泡，可以补肾虚，改善腰膝酸软无力的问题。冬季可以在餐食或汤里，加上几滴杜仲酒，也能达到补益作用。

◎ 杜仲使用注意事项 ◎

❖ 杜仲为温补之品，阴虚火旺者慎服。

❖ 杜仲炒用时可破坏其胶质，有利于有效成分煎出，故比生用效果好。

◎ 杜仲如何选购与保存 ◎

❖ 表面灰褐或淡棕色，粗糙，有不规则纵裂皮孔。内表面光滑，暗紫色。质脆，易折，断面不整齐，颗粒状，并有银白色富弹性的丝状物相连。气微，味稍苦。

❖ 以大张而完整无破，皮细肉厚，丝足不易拉断为佳。内表面光滑显光泽，如果内面表皮出现水泡色，并且有黑色斑点者，表示受潮，品质不佳。

❖ 存放在通风干燥处，防潮。

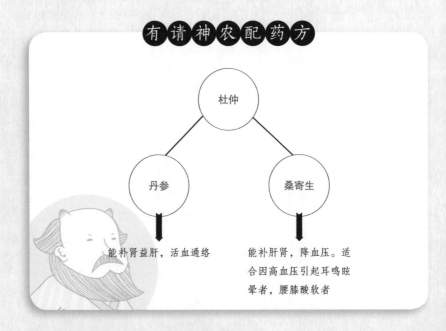

有请神农配药方

杜仲

丹参　能补肾益肝，活血通络

桑寄生　能补肝肾，降血压。适合因高血压引起耳鸣眩晕者，腰膝酸软者

杜仲 煮药膳

◎ 杜仲补骨脂排骨汤 ◎ 补肝益肾

【药材】杜仲 25 克，补骨脂 15 克。

【食材】排骨 500 克，生姜 3 片，盐少许，料酒 1 大匙。

【做法】

1. 排骨洗净，以沸水汆烫，捞起沥干备用。

2. 杜仲、补骨脂装药布袋，与排骨一起放入锅中，加入适量水。

3. 大火煮沸后转小火炖煮至排骨软烂，加入料酒、盐略煮 10 分钟即可关火。

 神农说膳食

❖ 杜仲能补益肝肾、强筋壮骨，搭配补骨脂，能增强温补肾阳的作用，兼补脾、肝，这道药膳常用于肾阳不足、下腹虚冷的问题，以及阳痿、滑精、遗尿、腰膝冷痛、脾肾阳虚泄泻等症，是现代人预防骨质疏松的最佳食疗方。

❖ 一般来说，要强健筋骨大多会选择排骨、猪脊骨或牛骨，可依个人习惯选用搭配食材，若担心过于油腻，可将肉类改以山药、胡萝卜、牛蒡等根茎类食材代替，也可加入核桃仁、栗子增强补肾的作用。

◎ 杜仲冬瓜汤 ◎ 补肾利湿

【药材】杜仲 20 克，山楂 10 克。

【食材】冬瓜 300 克，姜、葱、盐均适量。

【做法】

1. 将冬瓜洗净，去皮、籽，将瓜肉切片。

2. 冬瓜皮与籽，以及杜仲、山楂用药布袋装袋。

3. 将全部材料（盐除外）放入锅中，加入适量水，大火煮沸后转小火续煮30分钟。

4. 取出药布袋、葱、姜，冬瓜汤加盐调味即可。

神农说膳食

❖ 杜仲除了大家熟悉的补肝肾作用，近几年在降血压方面的功效也受到关注，尤其是肾源性高血压，还能利尿化痰，改善头晕、头痛及身体困重等症，搭配山楂、冬瓜，这道汤品适用于上班族血压、血脂偏高者。

❖ 冬瓜皮与籽其实是冬瓜最具药用价值的部位，不可丢弃，煮冬瓜汤时不妨一起煮，煮好再另外捡取出来，可加强利水、排痰作用。不过肾功能不全者要注意，冬瓜皮、籽都含有一定量的钾，不宜过食，这类患者皮与籽可丢弃不用。

补肾阳，壮筋骨

鹿茸

【性　　味】甘、咸，温。

【归　　经】肝、肾经。

【功　　效】补肾阳，益精血，强筋骨。

【著名方剂】参茸固本丸（《饲鹤亭集方》）。生精添髓，壮筋健骨，大补气血，固本培元，久服延年。

鹿茸是雄性梅花鹿或同属近缘雄鹿尚未骨化时带有茸毛的幼角，中医有"鹿食百草，全身是宝"的说法。传说中，远古时代鹿与天龙嬉戏，才长出鹿角，将鹿赋予神话意义，可见古人对于鹿茸的功效极度推崇。

《本草纲目》记载："鹿茸，生精补髓、养血益阳、强健筋骨，治一切虚损、耳聋、目暗、眩晕、虚痢。"鹿茸有温肾助阳、强筋壮骨、补益气血、化淤生肌、固崩止带、强身抗老的作用，最常被运用于改善肾阳虚。

肾的虚损分为肾阴虚与肾阳虚。肾阳虚，大多数偏于功能性的虚损，跟肾阴虚一样，也会有腰膝酸软、四肢乏力、性欲减退等症状，但是因为是阳气不足，所以还有一些手脚冰冷、怕冷、大便稀软、小便清长等偏寒的症状。鹿茸可以温补肾阳，常用于精亏血虚、眩晕、耳鸣、耳聋、腰膝酸软、精神倦乏、神经衰弱，以及男性阳痿、滑精，女性子宫虚冷、白带等症。

近年医学研究结果显示，鹿茸内含雌激素、脂肪酸、胆固醇、雄茸胶脂、硬骨素及钠、钙、磷、镁等成分，比人参含有更丰富的氨基酸、卵磷脂、维生素和微量元素。对于肝肾虚衰引起的筋骨不利，能够从根本上改善，所含的激素成分，对于男女性功能均有增强作用。近年许多研究认为鹿茸可以提高细胞和体液的免疫功能，促进淋巴细胞转化，对于血液病，如血小板减少症、白血病、再生障碍性贫血等均有改善。

◎ 鹿茸使用注意事项 ◎

❖ 食用鹿茸宜从小量开始，逐渐增加用量与次数，不宜骤然大量食用，以免阳气升得太快，损伤阴血。

❖ 阴虚阳盛者忌用。

◎ 鹿茸选购及保存方式 ◎

❖ 目前市售一般为鹿茸片，选购时以体轻，断面蜂窝状，毛孔嫩细，外皮红棕色为佳。鹿茸片呈圆形或椭圆形，假的鹿茸片也类似圆形，但厚薄不均，外皮呈灰褐色，毛短，切面棕紫色，无蜂窝状细孔，外毛皮可剥离，购买时需仔细辨别，最好找有信誉的商家购买，避免购买泡制好的鹿茸酒，以免买到假鹿茸泡制的药酒，反而危害健康。

❖ 置阴凉干燥处，防虫蛀。鹿茸味腥，要注意密封保存。

鹿茸
煮药膳

◎ 鹿茸枸杞虾 ◎　　　　　　　　　　*温肾益血*

【药材】鹿茸片、枸杞子各10克。

【食材】草虾300克，料酒2大匙。

【做法】

1. 将草虾剪去须脚，取出肠泥，洗净，沥干备用。

2. 鹿茸片、枸杞子以烹调米酒浸泡30分钟。

3. 草虾铺在盘中，倒入鹿茸、枸杞子和料酒，放入蒸锅中蒸至虾熟，即可关火稍焖。

 神农说膳食

❖ 鹿茸能温肾、壮阳、生精益血，与补肾的枸杞子、虾一起蒸，可发挥补肾益阳的作用，适合腰膝酸软、虚寒怕冷，男性遗精、阳痿，女性虚寒白带过多等问题。

❖ 阴虚阳亢、胃火盛或肺有痰热，以及外感热病者，不宜食用。

◎ 鹿茸黄芪炖鸡汤 ◎　　　　　　　　　　*补肾益精*

【药材】鹿茸10克，黄芪20克。

【食材】鸡腿1只，姜片3片，料酒1小匙，盐少许。

【做法】

1. 将鸡腿洗净，剁块，以沸水汆烫，沥干备用。

2. 鹿茸以料酒浸泡约30分钟。

3. 将鸡腿块、鹿茸、黄芪、姜片一起放入锅中，加入适量水，大火煮沸后转小火炖至肉烂即可，加入浸泡鹿茸的酒与少许盐调味，关火稍焖。

神农说膳食

补肾阳、益精血，常用于治疗肾阳不足、精血亏虚、腰酸肢冷、白带过多、子宫虚冷不孕、小便清长。

山药
健脾胃，护肺肾

【性　　味】甘，平。

【归　　经】肺、脾、肾经。

【功　　效】益气养阴，补肺脾肾。

【著名方剂】参苓白术散（《太平惠民和剂局方》）。益气健脾，和胃渗湿。

山药小故事

　　山药，本名薯蓣，因为唐代宗名豫，为了避他的名讳，所以改名薯药。宋朝时又因为宋英宗名曙，最后改名山药。以古怀庆府（现今河南焦作境内，含博爱、沁阳、武陟、温县等县市）所产山药品质较好，习称"怀山药"，素有"怀参"之称，是著名"四大怀药"之一。

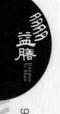

　　山药补而不滞，不热不燥，作用和缓，兼顾肺、脾、肾三脏。能够益肺气，养肺阴，可用于肺虚痰嗽久咳之症；又能健脾益胃，不论是脾阳亏或胃阴虚，皆可应用，适合脾胃虚弱、食少体倦、经常腹泻者食用。山药具有滋肾益精的作用，男子肾亏遗精、妇女白带多、小便频数等症，皆可服之。

　　从现代医学来看，生山药含有黏液，富含淀粉酶等消化酶，所以能帮助消化，助益脾胃功能。部分山药含有皂苷，是人体内制造性激素的重要成分，常吃山药能够调节内分泌及免疫系统，是很好的滋补食疗品。山药还有抗菌、抗氧化、抑制癌细胞、降血糖等作用。对于爱美女性，山药更是一种保养美食，富含纤维，加上营养价值高、热量低，又含有益于女性的植物雌激素，能帮助平衡女性激素，缓解更年期前后不适症状，常吃山药的女性皮肤也会较光滑细致。

　　新鲜生山药是我最推崇的养身药食，生吃、熟食均可，可以做成生菜沙拉或榨汁，还可煎、煮、炒，或是做糕点。《红楼梦》里有道经典糕点——枣泥山药糕，是老太太在秦可卿病时所赏的滋补品，从原文来看，这枣泥馅的山药糕味道清甜，易于消化（《红楼梦》第十一回："昨日老太太赏的那枣泥馅的山药糕，我吃了两块，倒像克化得动似的"）。体虚者不但可吃山药蒸的糕点，还可以将山药与蜂蜜一起蒸熟后食用。如果是糖尿病患者或虚劳咳嗽者最好使用生山药，要改善脾胃虚弱、肾气虚较适合吃煮熟的山药。

◎ 山药使用注意事项 ◎

❖ 有湿热实邪者（如出现大便黏滞不爽、小便短赤不利、舌苔黄腻等）不宜多服。

❖ 山药有收涩的作用，故大便干结者不宜食用。

❖ 山药中的淀粉酶不耐高热，故不宜久煎。

❖ 山药与甘遂不要一同食用，也不可与碱性药物同服。

◎ 山药如何选购与保存 ◎

❖ 一般在中药房看到的淮山药都是横切或斜切的薄片，色泽白或米黄，质地光滑坚实，具粉性且脆，如果质地松，有虫蛀或空心，都是不良品。

❖ 好的新鲜山药应是外皮无伤，断层雪白，黏液多，水分少。

❖ 特别要提醒的是，新鲜山药与木薯外型雷同，容易混淆，木薯含有毒性物质——亚麻仁苦苷，如果吃到生的或未煮熟的木薯，有可能引起中毒。因为亚麻仁苦苷或亚麻仁苦苷酶经胃酸水解后，会产生游离的氢氰酸，造成人体中毒。二者可从横切面来区别，山药的横切面较平滑，而木薯有蕊心。

❖ 干山药宜置通风干燥处，防蛀。

❖ 新鲜山药切开时会有大量黏液，极易滑刀伤手，因此可以先用清水加少许醋洗，这样可减少黏液。山药切片后需要立即浸泡在盐水中，以防其氧化变黑。削完山药后应该马上将手多洗几次，以防皮肤过敏。

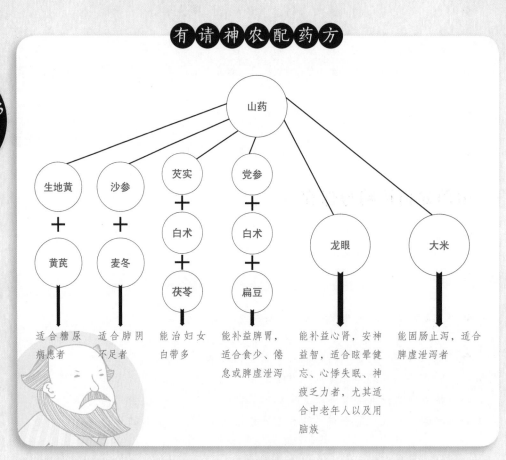

有请神农配药方

```
                        山药
         ┌──────┬──────┼──────┬──────────┬──────────┐
      生地黄   沙参   芡实    党参
        +      +      +       +
      黄芪   麦冬   白术    白术       龙眼       大米
                      +       +
                    茯苓    扁豆
```

适合糖尿病患者 | 适合肺阴不足者 | 能治妇女白带多 | 能补益脾胃，适合食少、倦怠或脾虚泄泻 | 能补益心肾，安神益智，适合眩晕健忘、心悸失眠、神疲乏力者，尤其适合中老年人以及用脑族 | 能固肠止泻，适合脾虚泄泻者

山药
煮药膳

◉ 山药白果鸭汤 ◉ 健脾润肺

【药材】山药20克，白果10克，红枣5颗。

【食材】鸭半只，葱、姜、盐均适量。

【做法】

1. 鸭洗净剁块，以沸水汆烫，沥干。

2. 将鸭、山药、白果、红枣、葱、姜放入锅中，加入适量清水。

3. 大火煮沸后转小火炖煮至鸭肉熟烂，加入适量盐调味，关火稍焖。

神农说膳食

❖ 这道汤品可以滋阴润肺、健脾益胃、清热安神，适合经常感冒、过敏，以及食欲不振、体弱、气血不足的人经常食用。

❖ 白果与山药都是非常好的美容养颜圣品，女性喝这道汤品可以帮助气血循环，使脸色红润、肌肤细致。

> **白果（银杏）**
>
> 　味甘、苦，性平、涩，有小毒。中医认为，白果熟食能温肺益气、定痰喘、止带浊、止泻泄、解毒、缩小便。现代医学研究发现，白果还具有通畅血管、保护肝脏、改善大脑功能、润泽皮肤等作用，是很好的抗衰老药食。成人每天不宜吃超过10颗白果。

◉ 山药参苓粥 ◉ 补气健脾

【药材】鲜山药50克，党参、茯苓各20克，红枣5颗。

【食材】大米50克。

【做法】

1. 大米洗净，浸泡30分钟；山药洗净，去皮，切成丁。

2. 党参、茯苓放入锅中，加适量水，大火煮沸后转小火煮30分钟，去渣留汁，放凉备用。

3. 将大米、鲜山药、红枣放入锅中，倒入放凉的药汁，以小火煮至大米、鲜山药软烂成粥状即可关火。

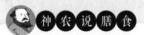

神 农 说 膳 食

❖ 党参补中益气、健脾益肺、养血生津，茯苓补中健脾，常与党参、红枣、山药共同煮粥，可达补气补脾的相辅作用，是补脾胃、气血的最佳药膳之一，适合体弱、消化不良、食欲不振的人及中老年人食用。

❖ 同样的药材也可改煮成汤，食材不用米可改用猪肚或鸡腿，同样有补脾胃的作用。

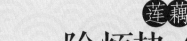

除烦热（生），益脾胃（熟）

【性　　味】甘，凉（熟品性温）。

【归　　经】心、脾、胃经。

【功　　效】生品清热生津，凉血止血；熟用补益脾胃，益血生肌。

【著名方剂】五汁饮（《温病条辨》）。清热，生津止渴。

　　莲藕是莲花的地下茎，自古以来即被视为食疗养生圣品，原产于印度，大约3000多年前传入我国，苏杭一带的莲藕极富盛名，杭州人将莲藕称为"西施臂"，意指它如越国美女西施的手臂般白嫩。清代曹雪芹所著《红楼梦》中，莲藕出场场次不算少，尤其"藕粉桂糖糕"就用了杭州名产莲藕与桂花糖。

　　《本草纲目》称莲藕为"灵根"，莲藕微甜而脆，不但可供食用，药用价值也很高。生莲藕味甘性寒（凉），具有消淤清热，除烦解渴，止血化痰的功效，可用于治疗多种出血证，如鼻出血、尿血、便血、子宫出血等，还能治疗肺炎、肠炎、肺结核等病症。熟莲藕属性由凉变温，能够补气、养血、益脾胃、润肺、止泻，秋冬季节食用，可以搭配温热性食材，如枸杞子、红枣等。

　　莲藕含有丰富的维生素 C、维生素 B_1、维生素 B_2、氨基酸、糖类、叶酸、天冬素、膳食纤维、单宁酸及钙、磷、铁，是营养价值非常高的食物。可以煮汤、清炒、凉拌、做甜品，还能榨汁。《温病条辨》有道著名的方剂——五汁饮，就是用莲藕汁、荸荠汁、鲜苇根汁、麦冬汁、梨汁搭配，具有清热、生津止渴的作用。

　　莲藕经过加工可制成莲藕粉，杭州西湖一带将其称为"藕莼"，塘栖三家村所产的莲藕粉过去更是专为皇家所提供的"贡粉"。清朝《随息居饮食谱》中提到"老藕捣浸成粉，为产后、病后、衰老、虚劳妙品"。莲藕粉冲泡可作为早餐或点心，适合老年人、幼儿、体弱者、食欲不振者补充营养。

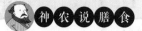

❖ 莲藕、莲子虽然都是出自莲，不过品种略有差异，采收莲藕的一般是"菜莲"，这种莲的藕比较肥大、脆甜，开花较少，所以莲子也较少。

◎ 莲藕使用注意事项 ◎

❖ 烹煮藕时忌用铁制锅具、刀具，以免莲藕变黑。

❖ 生鲜莲藕性寒，脾胃虚寒、女性经期及痛经者不宜食用；产妇不忌莲藕，因为它能活血消淤，可帮助恶露排出。

◎ 莲藕如何选购与保存 ◎

❖ 食用莲藕，要挑选外皮呈黄褐色，表面光滑、润泽，没有黑斑凹陷者，最好不要选颜色太白或经过清洗者。

❖ 藕节短、藕身粗者较好，外观肥短的藕节较成熟、口感较佳。要选肉肥厚而白者，节间的距离宽，拿起来感觉沉重，代表水分饱足、不干涩。

❖ 没切过的莲藕可在室温中放置1周左右，如果发黑，有异味，则不宜食用。

❖ 如果要延长保存期限，可以事先将莲藕外皮刮干净，切片，放入稀释过的醋水中浸泡，以保鲜袋装袋密封，放冷冻库保存，约可保存6周。

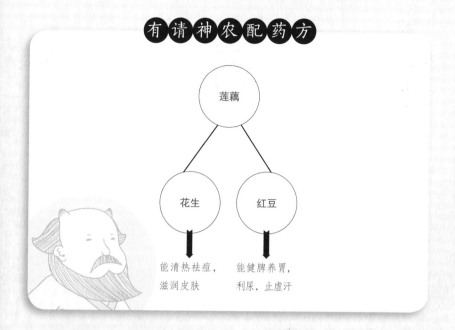

有请神农配药方

莲藕

花生　　　红豆

能清热祛痘，　能健脾养胃，
滋润皮肤　　　利尿，止虚汗

莲藕 煮药膳

◎ 莲藕鲤鱼汤 ◎ 滋阴补血

【药材】莲藕 500 克。

【食材】鲤鱼 500 克，生姜 3 片，盐少许。

【做法】

1. 莲藕洗净，去皮，切小块；鲤鱼洗净，沥干。
2. 锅内加水适量，将鲤鱼、莲藕、姜片同入锅，以小火煮炖 1 小时，至鱼熟、藕烂，加入少许盐调味略煮即可。

 神农说膳食

❖ 莲藕含铁量较高，还含大量的维生素 C 和膳食纤维；鲤鱼有补脾健胃、利水消肿、通乳、清热解毒、止嗽下气的作用，对各种水肿、浮肿、腹胀、少尿、黄疸、乳汁不通均有帮助。这道汤有滋补气血、滋阴补肾之功效，对于体虚之人颇为适宜，如果想要减重瘦身，有下半身水肿问题的人，不妨经常食用这道汤品，可吃藕喝汤。

❖ 莲藕属于生冷食物，脾肾虚寒和有血淤的人不宜食用。

❖ 烹煮莲藕不宜用铁锅，以免莲藕变黑。

◎ 莲藕煲牛骨汤 ◎ 益血生肌

【药材】红枣 5 颗，莲藕 300 克。

【食材】牛骨 250 克，姜 5 片，料酒 5 克，盐少许。

【做法】

1. 莲藕去皮，洗净，切块；牛骨拍裂，洗净，以沸水汆烫，捞起沥干。
2. 瓦煲置火上，放姜片、料酒、莲藕、牛骨、红枣和适量清水，大火煲沸后改小火煲 3 小时，加盐调味即可。

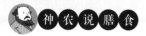神农说膳食

❖ 莲藕可养血生肌、健脾开胃、强筋骨；牛骨含大量钙质和骨胶原，对辅助调养骨质疏松很有帮助，能防止中老年人因缺钙引起的骨质疏松。

❖ 牛骨拍裂，更易于牛骨中钙质和骨胶原的溶出。若无牛骨可改用猪脊骨或猪尾巴。

养心神，健脾胃

【性　　味】甘、涩，平。

【归　　经】脾、肾、心经。

【功　　效】健脾止泻，养心安神，益肾固涩。

【著名方剂】清心莲子饮（《和剂局方》）。治气阴不足、遗精、淋浊、
消渴，以及妇人血崩、带下等症。

《红楼梦》里有道"建莲红枣汤"，建莲指的是福建建宁县所产的
莲子。莲子为睡莲科莲的果实，通常在秋季花谢之后大约 20 天果实成
熟时，割取莲房（莲蓬），取出果实。记得小时候，剪莲子壳、挑莲子
心，是我下课之后的娱乐，未去薄膜的干莲子，就是我们的坚果零食。
莲子除去硬果壳后，可以鲜用或晒干用，剥去莲子外的薄膜和莲心就
是所谓的"莲肉"。

莲子自古就是补养珍品，《本草纲目》记载"莲子，交心肾，厚
肠胃，固精气，强筋骨，补虚损，利耳目，除寒湿，止脾泄久痢，赤
白浊，女人带下崩中诸血病"。莲子兼具补与固的功能，能健脾固肠，
益肾固涩，适合脾胃虚弱、经常腹泻者，或是肾虚造成的遗精、崩漏者。

莲子也是养心安神、健脑益智的佳品，适合阴血亏虚造成的虚烦、
失眠者食用，可搭配龙眼、红枣与小米煮粥，经常食用能够镇定心神，
还有抗衰老的作用。除了煮粥，莲子还可用来入菜、炖汤、做糕点等。
清朝慈禧太后有道养生美食——八珍糕，用莲子、茯苓、芡实、薏苡
仁、山药、扁豆、麦芽、藕粉各 100 克，共研细粉，加白糖 350 克，
用水调和后做成糕点。这道糕点治好了慈禧太后的食欲不振、消化不
良、腹胀、恶心、大便稀溏，还让她胃口大开，自此成为餐桌常备食品。
这八味药都是补养脾胃的常用方，有四君子汤、四神汤的架构，而且
全部材料都是药食兼具，可以研成粉末冲泡代替早餐或点心，也可蒸
成糕点食用，是幼儿、老人、体虚者的最佳补益食品之一。

莲 与 荷 小 知 识

莲是我国十大名花之一，又称芙蕖、鞭蓉、水芙蓉、水芝、水芸、水旦、水华、溪客、玉环等，其实莲花与荷花两者是同一种植物，只是荷与莲所指部位不同，荷是花、叶的统称，莲则是果实。《尔雅·释草》提到"荷，芙蕖；其茎茄，其叶蕸，其本蔤，其华菡萏，其实莲，其根藕，其中的，的中薏"。意思是说荷花就是芙蕖，它的茎称作"茄"，叶称作"蕸"，根称作"蔤"，花称作"菡萏"，果实称作"莲"，根称作"藕"，种子称作"的"，种子的中心称作"薏"。莲子可以存活相当长的时间，目前被发现存活最久的古莲子，是20世纪初在大连市普兰店区东郊被挖掘出来的，寿命约1300年。

◎ 莲子使用注意事项 ◎

❖ 消化不良与大便燥结者，不宜食用。

◎ 莲子如何选购与保存 ◎

❖ 一般常见的莲子已经去除了外皮，表面黄白色，种仁两片，肥厚，质坚硬，有粉性，中央为一空隙，内有绿色胚芽（莲心）。

❖ 干莲子最忌受潮受热，受潮容易虫蛀，应置于干燥处，并防虫蛀。

❖ 生莲子需冷藏，可保存约1周。

有请神农配药方

```
                            莲子
        ┌──────────┬──────────┼──────────┬──────────┐
      红枣        山药        龙眼        百合        芡实
        ↓          ↓          ↓          ↓          ↓
```

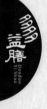

能养心安神、健
脾益肾、补血

能健脾固肠，适
用于脾虚久泻

能养心安神，
适合忧郁、失
眠者

能滋阴健脾、养
心安神

适用于月经点
滴不止、白带
过多

莲子 煮药膳

◎ 莲子红枣脊骨汤 ◎　　　　　<u>益气强身</u>

【药材】莲子 100 克，红枣 50 克，甘草 10 克。

【食材】猪脊骨 1 具，盐少许。

【做法】

1. 将猪脊骨洗净，剁碎，以沸水氽烫，捞起沥干；莲子去心，洗净，浸泡 30 分钟。

2. 猪脊骨放入锅中，加适量水，大火烧沸后转小火炖煮 1 小时。

3. 加入红枣、莲子、甘草一同续煮 1 小时，加盐调味即可。

 神 农 说 膳 食

❖ 红枣能补脾胃、益气生津，莲子也是中医常用的补气、健脾胃食材，配合营养丰富的猪脊骨，具有很好的益气强身的功效。

❖ 莲子有收涩作用，便秘者不宜多食。

❖ 红枣和甘草均有补益中气的作用，但是对于月经期间容易有眼肿、脚肿或腹胀现象的女性则不适合，可能会让水肿的情况更严重；体质燥热的人也不适合在月经期吃红枣，否则会造成月经量过多。

◎ 莲子百合汤 ◎　　　　　<u>清心安神</u>

【药材】新鲜莲子、百合各 30 克，龙眼肉、枸杞子各 15 克。

【做法】

1. 新鲜莲子洗净待用；百合洗净，泡于冷水中备用。

2. 将全部材料一起放入锅中，加适量水，大火煮沸后转小火煮至莲子软烂即可关火。

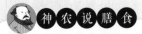

神农说膳食

❖ 莲子有清心安神的作用，百合具有宁心安神、润肺止咳的作用，配合味甘、性温的龙眼肉可补心安神、补脾养血。这道汤品对心造成的失眠、健忘者是最佳食疗方。

❖ 这道汤品还可加上小米煮成粥品，所有食材均可食用，非常适合当晚餐，能补养脾胃、宁心安神，帮助改善睡眠品质。

薏苡仁
利水湿，益脾胃

【性　　味】甘、淡、微寒。

【归　　经】脾、胃、肺经。

【功　　效】利水渗湿，健脾，除痹，清热排脓。

【著名方剂】麻黄杏仁薏苡甘草汤 (《伤寒卒病论》)。解表除湿，宣利肺气。

薏苡仁是许多女性最爱的美颜圣品，有美白、淡斑、消水肿的功效，最近薏苡仁水造成一股抢购旋风。薏苡仁有许多名称——苡米、薏仁米，是禾本科植物薏苡的种仁，在秋末果实成熟时，将植株割下晒干，再将果实打下，碾去外壳，除去外皮，最后就是薏苡仁。

《本草纲目》记载"薏苡仁，阳明药也，能健脾益胃。虚则补其母，故肺痿、肺痈用之。筋骨之病，以治阳明为本，故拘挛筋急、风痹者用之。土能胜水除湿，故泄泻、水肿用之。"薏苡仁甘补淡渗，与茯苓功效很像，最常被用于脾虚湿滞者，可以健脾渗湿，其性偏凉，能清利湿热。

薏苡仁的营养价值高，不仅作为药用，可以健脾去湿、清热排脓，更常被用在食疗中。薏苡仁富含膳食纤维、脂肪酸、氨基酸、维生素 B_1、维生素 B_6 及铁质与钙质，含薏苡仁油、薏苡仁酯等成分，薏苡仁油能阻止或降低横纹肌挛缩作用，对子宫呈兴奋作用，所以薏苡仁不适合孕妇食用，产后食用可帮助子宫复旧。近年来有医学研究发现薏苡仁具有防癌作用，证实古人认为薏苡仁能清热排脓，可用于治疗肺痈、肠痈这一论点。

现代人工作忙碌，久坐少动，尤其女性经常出现下肢水肿、便秘等问题，薏苡仁就非常适合经常食用，可以用来取代其中一餐主食。薏苡仁可以单煮，或与豆类 (红豆、绿豆)、谷类 (大米、小米、燕麦) 一起烹煮，可煮成粥、甜品，还可与其他食材一起做成汤品或是制糕点、酿酒。

薏苡仁小知识

薏苡仁的热量每 100 克 1550~1760 千焦，比大米（1460 千焦）及小麦（1400 千焦）高，用来取代主餐时需要注意摄取量。

◎ 薏苡仁使用注意事项 ◎

❖ 阴虚燥热、便秘的人，不宜食用。

❖ 女性孕期、月经期，不宜食用。

❖ 烹煮前需浸泡 2~4 小时（红薏苡仁需 4~6 小时）。若单煮薏苡仁，可用电锅煮，外锅加两杯水，煮至开关跳起后焖 30 分钟，若要吃更软更弹的薏苡仁，可以煮第二次，外锅再加一杯水煮至开关跳起即可加糖调味。

◎ 薏苡仁如何选购与保存 ◎

❖ 表面白色或黄白色，光滑或有不明显纵纹，有时残留黄褐色外皮，中间有一条深而宽的纵行凹沟。质坚硬，破开后，内部白色，有粉性。气微，味甘淡。以颗粒坚实、饱满、色白、完整者为佳。

❖ 散装薏苡仁如果放在室温下较易长虫，若不是马上吃完，最好放入密封容器后冷藏，可以贮存 4~6 个月。

❖ 市面上许多"洋薏仁""珍珠薏仁"，其实都不是薏苡仁，而是精制后的大麦仁。大麦仁较小、中间凹沟浅，口感较滑润；薏苡仁较大颗、中间凹沟较深，口感较硬。还有一种"红薏苡仁"，这是保留咖啡色的麸皮的糙薏苡仁，营养价值比白薏苡仁高，不过口感较涩，浸泡时间需要更长一点。

有请神农配药方

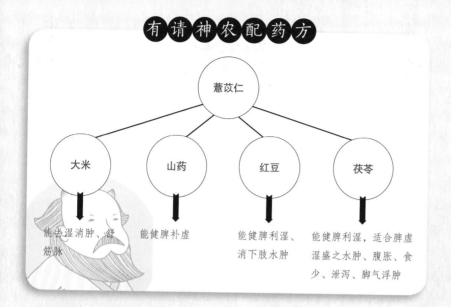

薏苡仁

大米 → 能去湿消肿、舒筋脉

山药 → 能健脾补虚

红豆 → 能健脾利湿、消下肢水肿

茯苓 → 能健脾利湿，适合脾虚湿盛之水肿、腹胀、食少、泄泻、脚气浮肿

薏苡仁
煮药膳

◎ 薏苡仁红豆粥 ◎　　　　　补脾养心

【药材】薏苡仁 20 克。

【食材】红豆 40 克，大米 30 克，冰糖适量。

【做法】

1. 红豆用清水浸泡 4~6 小时，洗净；薏苡仁淘洗干净，用清水浸泡 2~3 小时；大米淘洗干净。

2. 锅置火上，倒入适量清水，放入红豆、大米、薏苡仁大火烧开，转小火煮成米粒熟烂的稠粥，再加冰糖调味即可。

 神 农 说 膳 食

❖ 现代人精神压力大，饮食不节，运动量少，容易有心气虚及脾虚湿盛问题，既要祛湿，又要补心，还要健脾胃，这道汤品是最佳食疗方，红豆能补心脏，强化心脏功能，薏苡仁能补养脾胃，爱美女性可多吃这款粥，可养颜美容。

❖ 怀孕早期的女性不宜过食薏苡仁。

◎ 山楂薏苡仁汤 ◎　　　　　祛湿解暑

【药材】生山楂、薏苡仁各 30 克。

【食材】绿豆 50 克，冰糖适量。

【做法】

1. 把绿豆、薏苡仁洗净，分别浸泡 2~3 小时。

2. 将绿豆、薏苡仁放入锅中，加入适量水，中火煮至绿豆破，加入山楂续煮 30 分钟，再加入冰糖略煮即可关火。

神 农 说 膳 食

❖ 这道汤品具有祛湿消暑、清热利湿的作用，非常适合夏季食用，可预防中暑，也适合久坐久站导致下肢肿胀者。

❖ 减重瘦身者可用这道汤作为代餐（吃薏苡仁、绿豆），但冰糖宜减量。

壮脾胃，除水湿

茯苓

【性　　味】甘、淡，平。

【归　　经】心、脾、肾经。

【功　　效】渗湿利水，健脾和胃，宁心安神。

【著名方剂】四君子汤（《太平惠民和剂局方》）。甘温益气，健脾养胃。

茯苓是一种寄生在松树根上的真菌，外形很像甘薯。茯苓在中医临床使用上根据部位不同，有不同名称与用途。黑色的外皮——"茯苓皮"，性味与茯苓相同，主要用于皮肤水肿；第二层呈淡红色的称为"赤茯苓"，偏于利湿；再往内较白部分称为"白茯苓"，也就是我们所指的茯苓，功效偏于健脾；如果茯苓中间有松树根被包裹，又称为"茯神"，有宁心安神的功用，专门用于心神不安、惊悸、健忘等症状。

茯苓的药用历史已有 2000 多年，有"四时神药"之称，功效非常广泛，是很好的药食。慈禧太后非常喜欢用茯苓做的糕点，八珍糕、茯苓饼都是她爱吃的点心，大概是因为慈禧脾胃不太好的关系，清宫医事记录中，补脾胃的方特别多，御医经常用这类健脾和胃的糕点作为慈禧的食疗方。

宋代文学家苏东坡也很爱用茯苓养生。他常自制茯苓饼，称其能"日久气力不衰，百病自去，此乃长生要诀"。在《与程正辅书》中记载，苏东坡曾用自制的茯苓面（茯苓研粉，与黑芝麻、蜂蜜调匀）治好了他的痔疮。

著名的补气方剂——"四君子汤"，有人参、茯苓、白术、甘草 4 味药，四药合用能益气健脾，是历来医家爱用的健脾基础方。茯苓味淡能渗湿，味甘能补虚，能泻又能补，能扶正又能祛邪，适合脾虚湿盛证。茯苓含茯苓聚糖、茯苓酸、卵磷脂、麦角甾醇等成分，现代医学研究认为茯苓能增强人体的免疫功能，具有抗癌、抗炎、抗氧化、镇静、降血糖等作用。是非常好的药食兼具佳品，可以用来煮粥、做汤、做糕点，适合体虚、久病、病后复原者、中老年人、幼童作为补虚食疗。

◎ 茯苓使用注意事项 ◎

❖ 不宜长期大量服用，以免耗气伤津

◎ 茯苓如何选购与保存 ◎

❖ 云南产的茯苓为道地药材，一般切成片状或块状，横断面白色，质结实而重，粉质。气微，味微苦。

❖ 置阴凉干燥处，防潮，防虫蛀。不可高温曝晒，也不能放在干燥或通风处，以免失去黏性或产生裂隙。

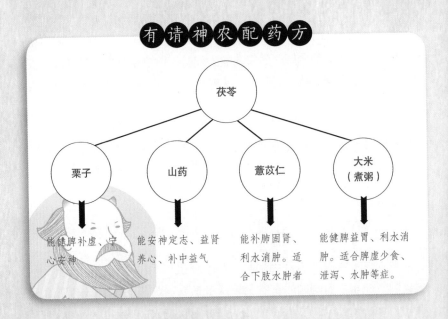

有请神农配药方

茯苓

栗子 → 能健脾补虚、宁心安神

山药 → 能安神定志、益肾养心、补中益气

薏苡仁 → 能补肺固肾、利水消肿。适合下肢水肿者

大米（煮粥）→ 能健脾益胃、利水消肿。适合脾虚少食、泄泻、水肿等症。

煮药膳

◎ 茯苓莲子养颜汤 ◎

补血抗衰

【药材】莲子50克，茯苓20克，红枣（去核）8颗。

【食材】鸡爪（乌鸡爪更佳）、生花生仁（带皮）各200克，黄豆100克，盐少许。

【做法】

1. 鸡爪剁去爪甲，洗净，剁成两段，放入沸水汆烫，捞起沥干备用。

2. 黄豆洗净，浸泡8~12小时。

3. 炖锅中加入适量水，放入黄豆、莲子、花生仁，以中火先煮20~30分钟。

4. 放入鸡爪及茯苓、红枣，续以小火煮30~45分钟，至鸡爪熟烂即可关火，加入少许盐调味。

神农说膳食

❖ 这道药膳非常适合爱美女性食用，茯苓、莲子、红枣均有补养脾胃、宁心安神的作用，还能增强机体免疫功能，加上花生、黄豆富含优质蛋白，经常食用这汤品能补血生精、润肤养颜、延缓细胞老化，还可以预防骨质疏松，适合血虚、体弱、皮肤干燥易生皱纹者。

❖ 所有食材均可食用。虚寒精滑或气虚下陷者不宜过食茯苓。

◎ 茯苓补脾粥 ◎

健脾和胃

【药材】茯苓15克，党参10克，淮山药30克，红枣10颗。

【食材】栗子20克，大米100克。

【做法】

1. 大米洗净，浸泡30分钟；栗子洗净，切丁备用。

2. 将全部药材放入锅中，加入适量水，大火煮沸后转小火煮30分钟，将大米、栗子丁加入，续煮至米破、栗子软烂即可。

❖ 茯苓能补脾又能利湿，对脾虚造成的腹泻效果佳；栗子也能补脾止泻；搭配党参、山药、红枣，能够补脾、肺又能改善气虚，是一道标本兼顾的粥品，适合脾胃虚弱、容易腹泻或大便不成形者调理脾胃，可当成早餐食用。

❖ 脾胃虚弱、消化不良的人不宜过食栗子（每天不宜超过 10 颗）。

❖ 淮山药可改成新鲜山药，切成丁与栗子、大米同时加入烹煮即可。

第三章
Chapter 3

四季养生药膳大不同

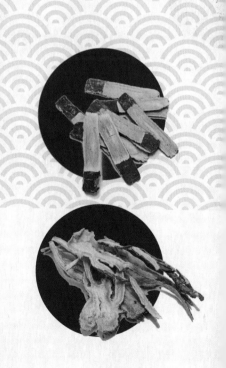

跟着季节变化
调养身体

唐代养生名医孙思邈认为，人们应根据季节不同以不同的药食来做养生。中医讲求"天人合一"，人这个"小宇宙"必须配合自然界这个"大宇宙"的节令来生活，这样才能维持健康的身心。养生要按照四季气候的春凉、夏热、秋燥、冬寒的温度变化，根据不同季节的特点，选择适合的药食调养身体，使脏腑、气血调和，阴阳平衡，常保健康。

明代名医张介宾曾经谈到"春应肝而养生，夏应心而养长，长夏应脾而变化，秋应肺而养收，冬应肾而养藏"。四季有各自相对应的脏腑，季节养生除了要考虑节令变化，还要兼顾相应脏腑的生理特性去做调理。《黄帝内经》非常重视"顺时养生"，《四气调神大论》提到"阴阳四时者，万物之终始也，死生之本也，逆之则灾害生"，认为如果没有在适当时令做好养生，到了下一个季节就可能出现健康问题。

春季有生长发育的特性，且春与肝脏相对应，此时宜温润养肝；夏季有蓬勃生长的特性，且夏则与心脏相对应，此季节应该用清补来强心；秋季开始转为收敛沉静，秋又与肺脏相对应，此时气候干燥，宜润燥强肺；冬季万物闭藏，是需要储藏休息的，冬与肾脏相对应，此时节天寒地冻，宜用温补来养肾阳；脾胃功能影响人体营养物质吸收，所以四季都要注意调养脾胃。

四季养生除了要根据季节气候特性选择适合的补养方法来调理相应脏腑外，还要尽量选择当令蔬果，季节性蔬果富含最佳营养成分，也是最适合该季节生理状况的。此外，每个季节有其相应的五行五色，选择食物时不妨配合四时选择相应色系食材。

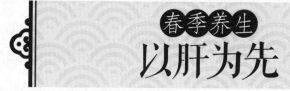

春季养生
以肝为先

中医认为，春夏二季要养阳气，秋冬则要养阴。从阴阳五行理论来看，春季属木，五脏之中的肝脏也属木，所以春气与肝相通，应以"疏肝"为主。

经过隆冬的蛰伏之后，春天气候逐渐转暖，白天变长，降雨量也变多了，此时阳气上升，万物萌动，推陈出新，冬眠的动物苏醒，花草树木吐着新绿嫩芽，自然界呈现一片生机勃勃的样貌。这时候，也是人体新陈代谢最为畅旺的时候，通过适当的养生调整体质，能够为未来一年的身心健康奠定良好基础。

春天阳气升发，万物复苏，有着木行向上、向外开展的特性，人也要顺应自然规律，才能使肝气顺畅条达。肝气舒发，就不容易气滞、气郁，血流也会顺畅，肝血自然充足，人就不容易疲倦、早衰。肝主疏泄，喜升发、调达而恶抑郁，所以补肝就是要疏肝。春季适合"升补"，春季的药膳养生要以益气、养阳为主，可选用黄芪、人参、党参、当归、枸杞子、白术、玫瑰花、菊花、核桃仁、红枣等药食。

◎ 春季养生药食 ◎

1 宜多吃甘味食物

唐代医家孙思邈在《千金方》中提到"春七十二日，省酸略甘，以养脾气"。春季养生需顺势而为，肝主疏泄，喜欢调畅通达，而酸性食物性收敛，与春季季节特性升发背道而驰，反而会约束肝气，造成反效果。因此春季应适度摄取补益脾气的甘味食物，能健脾气助肝气。

> 甘味食物：糯米、黑米、燕麦、龙眼、山药、莲子、红枣、蜂蜜、胡萝卜、南瓜、马铃薯、核桃、栗子、牛肉、黄鳝、鲈鱼等。

2 宜多吃绿色食物

中医五行学说里，肝属木，与青色相对应，绿色蔬果富含儿茶素、异硫氰酸酯等植物营养素，能益肝气，消除疲劳，平复激动或紧张的情绪，提高免疫力，使人富有生机与活力。

> 绿色食物：青花菜、圆白菜、大白菜、菠菜、芹菜、结球生菜、韭菜、紫花苜蓿、青椒、芥菜、荠菜、豌豆苗、油菜、甘薯叶、空心菜、青江菜、香菜、绿苋菜、芦笋、黄瓜、毛豆、猕猴桃、绿茶等。

3 宜多吃春季食物

> 春季蔬菜：菠菜、荠菜、茼蒿、洋葱、韭菜、苋菜、葱、甘薯叶、油麦菜、红凤菜、空心菜、青江菜、小白菜、胡萝卜、白萝卜、牛蒡、青椒、彩椒、南瓜、圆白菜、芜菁、山东大白菜、菜花、西蓝花、玉米、芹菜、山药、大蒜、春笋、马铃薯、菜豆、甜豆、豌豆、芹菜、油菜、香椿。
>
> 春季水果：枇杷、李子、香蕉、莲雾、番石榴、番茄、木瓜、甘蔗、柳丁、草莓、茂谷柑。

春季食养禁忌

❖ 严禁饮酒过量。酒乃湿热之品，少量饮酒可帮助血液循环，饮酒过度会对肝脏的代谢造成负担。

❖ 忌食辛辣（辣椒、胡椒）、咖啡、浓茶等刺激性食物，此类食物多半性热属阳，摄取过多易助热生湿，湿气滞留体内，到了夏天就容易产生湿热疾病。

❖ 油炸食物较燥热，容易损耗肝阴，且烹调过程中，脂肪氧化产生丙烯酰胺，经血液循环后会刺激肝细胞产生病变。

❖ 避免过食油腻食物或暴饮暴食，以免阻碍脾胃消化吸收功能。

❖ 避免加工食品，如腌渍、罐头、再制半成品（肉丸、贡丸、狮子头）等，这类食品通常含有各种防腐剂、色素和调料，会加重肝脏的负担。

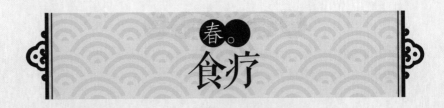

春。食疗

◎ 黄芪防风鸡汤 ◎

益气固表

【药材】黄芪、白术、防风各 10 克，红枣 3 颗。

【食材】鸡 1 只（约 500 克），蒜 20 克，盐适量。

【做法】

1. 将鸡洗净，以沸水汆烫后冷水冲洗，沥干，将中药材纳入鸡腹。

2. 鸡、蒜置入锅中，加入适量水，以大火煮沸后转小火续炖 1 小时至鸡肉熟烂。

3. 取出中药材，加入少许盐调味即可。

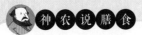 神 农 说 膳 食

❖ 黄芪、白术、防风是中医著名中医方剂"玉屏风散"的成分，黄芪能补脾肺之气，白术能健脾益气固表，防风可防御外邪的侵袭。这道汤品具有增强抵抗力、预防感冒的功效，适合肺虚容易感冒、哮喘、鼻敏感者经常食用，尤其季节变换时可作为食疗方。

❖ 幼儿可用鸡汤煮粥食用，能改善体质，增强抗病力。

◎ 白术猪肚汤 ◎

健脾补气

【药材】白术 30 克，红枣 3 颗。

【食材】猪肚 1 个，糯米 50 克，姜丝、盐各适量。

【做法】

1. 猪肚洗净肚内黏液，以沸水汆烫捞起，用小刀刮除白膜，切片，备用。

2. 糯米洗净，浸泡 1 小时。

3. 将白术、红枣、猪肚放入锅中，加入适量水，大火煮沸后转小火煮 30 分钟，加入糯米煮至米破，加姜丝、盐调味略煮 10 分钟即可。

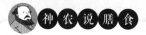神农说膳食

❖ 白术具有健脾益气，燥湿利水的功效，适合脾胃虚弱、食欲不振、腹胀泄泻、水肿、自汗者。这道粥品有补中益气的功效，适合春季用来增强抗病力，预防气候变化造成的过敏症。

❖ 口干舌燥、腹部胀闷者不宜食用白术。

夏季养生
养心祛湿

　　人体内的阳气，随着春天天气转暖而逐渐活跃，到了夏天是阳气最旺盛的时候。此季节，天的热气向下迫，地的热气向上蒸，天地之气上下交合，气温明显升高，雷雨增多，也是农作最为繁忙的时候。夏季昼长夜短，气候炎热，人体新陈代谢也变得更旺盛，气血活跃于体表，出汗多，阳气耗散大，"汗为心之液"，心脏负荷相较于其他季节更大，因此出现阳气向外发散，阴气伏于内的现象，所以夏季需要注意心脏的调养，以免心气耗散，到了秋季就容易生病。

　　夏季除了暑热，这段期间还有梅雨、台风带来的湿气，加上现代人通常关在空调房里，喝冰饮，湿气容易积在体内，因此夏季需要注意消暑还要去湿，体内湿热没有散发出去，容易损伤脾胃功能，除了影响消化吸收，使人容易腹胀、腹泻、消化不良，也会加重夏季疲累感。

　　夏季应以"清补"为主，可以多吃清淡、益气、生津的药食，如莲藕、莲子、绿豆、麦冬、沙参、玉竹、荷叶、薏苡仁、苦瓜、砂仁、西瓜、黄瓜、番茄、草莓、菠萝等。此外，夏季天气炎热，出汗多，体力消耗大，要多补充水分，不妨喝些花茶，一方面补充水分，另一方面可以清热解暑，可以选择菊花、茉莉花、金银花、荷叶、桑叶、薄荷等能清心去热的茶饮。

◎ 夏季养生药食 ◎

1 宜多吃辛味食物

　　《千金方》记载"夏七十二日，省苦增辛，以养肺气"。夏季气候炎热，免不了多吃些清热消暑的食物，过度寒凉的食物容易伤脾胃、伤肺，因此夏季应该多吃辛味食物，以补养肺气。

> 辛味食物：姜、葱、大蒜、洋葱、白萝卜、陈皮、胡椒、辣椒、茴香、芋头、肉桂、韭菜、香菜等。

2 宜多吃红色食物

夏对应五行的火，与赤色相应，因此夏季选择蔬果可多选红色系。红色蔬果富含番茄红素、鞣花酸等植物营养素，能保护心脏，对消化道、泌尿道健康也很有助益，可预防女性夏季常见的膀胱炎。这类蔬果能使人精神抖擞，增强自信和意志力，同时能产生愉悦感，可帮助改善焦虑、紧张、烦躁不安的情绪。

> 红色食物：樱桃、草莓、苹果、南瓜、番茄、红辣椒、西瓜、红枣、甘薯、山楂、胡萝卜、甜菜根、红曲、红凤菜、火龙果、洛神、玫瑰花、红酒、枸杞子、杨梅、石榴、牛肉、羊肉、猪肉等。

3 宜多吃夏季蔬果

> 夏季蔬菜：辣椒、瓠瓜、丝瓜、苦瓜、冬瓜、菜豆、芦笋、茭白、洋葱、莴苣、瓢瓜、小黄瓜、大黄瓜、佛手瓜、龙须菜、竹笋、苋菜、空心菜、甘薯叶、油菜、红凤菜、甘薯、芋头、姜、茄子、南瓜。
>
> 夏季水果：桃、李子、樱桃、木瓜、莲雾、桑葚、葡萄、西瓜、凤梨、芒果、龙眼、柠檬、番荔枝、百香果、火龙果。

夏季食养禁忌

❖ 不宜过食冰品、冷饮、生菜、瓜果等生冷食物。如果要吃凉拌菜或生食，可以加些大蒜、姜、醋来杀菌，也可促进食欲。

❖ 避免过于油腻、过硬不易消化的食物，夏季宜吃清淡易消化的食物，以免伤脾胃。

❖ 避免油炸、烧烤、辛辣刺激性食物，燥热食物易损伤心气。

❖ 夏季补充水分最好喝温开水，每人每日饮水量大约每千克体重30毫升水分，如果流汗多，可多补充一些。喝水不宜一次过量，一次喝水大约200毫升，分次饮用，还没渴之前就应补充，不要等渴了再喝水。

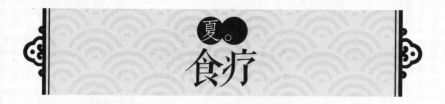

夏・食疗

◎ 扁豆薏苡仁粥 ◎　　　　　　　　　　健脾化湿

【药材】薏苡仁 60 克。

【食材】扁豆 20 克，大米 30 克。

【做法】

1. 扁豆挑净杂质，洗净，用清水浸泡 4~6 小时；薏苡仁淘洗干净，用清水浸泡 3~4 小时；大米淘洗干净。

2. 锅置火上，倒入适量清水烧开，加入扁豆、薏苡仁和大米，大火烧开后转小火煮至米、豆熟烂即可。

神农说膳食

❖ 扁豆可辅助调养暑湿吐泻，常用于化湿、消暑；阴雨潮湿的天气里常吃些薏苡仁可去湿、健脾，在盛夏适量多吃些薏苡仁可以及时补充高温下的体力消耗，增强免疫力。

❖ 薏苡仁性寒凉，脾虚者应先把薏苡仁炒一下再用来煮粥，健脾效果更好。

◎ 荷叶莲子粥 ◎　　　　　　　　　　养心安神

【药料】不去心莲子 30 克，鲜荷叶 25 克。

【食料】大米 80 克，冰糖 10 克。

【做法】

1. 莲子用清水泡软，去皮，洗净；大米淘洗干净；鲜荷叶剪成丝，洗净。

2. 锅置火上，倒入适量清水烧开，下入大米、莲子、荷叶大火烧开，转小火煮至米粒熟烂，加冰糖煮至化开即可。

神农说膳食

❖ 夏季天气炎热，容易耗伤心气、心血，影响心脏功能，莲子心的味道虽然比较苦，但可以清心火，是养心安神的佳品，也可健肠胃。

❖ 腹泻和胃部胀闷者不宜食用莲子。

❖ 若无鲜荷叶，可用干荷叶 10 克代替。

秋季养生
滋阴润肺

立秋之后就进入秋季型气候，这是一个温度变化明显的季节，此时气温已逐渐转凉，空气也由夏季的潮湿闷热变得干燥，同时又伴随秋老虎的高热，形成早晚明显温差，因此更需要注意养身。

秋令万物果实已成，是农作物收成的时节，收成是为了过冬，人也一样，随着气温的下降，阳气渐收，阴气渐长，由盛夏的阳盛逐渐朝冬季的阴盛做预备，因此万物的生机趋向收敛潜藏，人体的生理机能也会出现阳消而阴长的转化过渡期，我们的阳气也要慢慢收敛准备过冬，并为来年春天做准备。

秋季的时令是燥气当令，燥容易伤津、伤肺，所以秋季容易有口干舌燥、皮肤干燥、干咳、大便干的问题，这时候要以润燥、润肺为主。干燥并不能单纯补水，中医认为，燥必须要用润的，肺属阴，因此要润肺必须从滋阴着手，可选择滋阴甘润的药食，如枸杞子、沙参、麦冬、玉竹、石斛、百合、梨、山药、莲子、莲藕、蜂蜜、杏仁、银耳、红枣、栗子等。

◎ 秋季养生药食 ◎

1 宜多吃酸味食物

孙思邈认为，秋七十二日，宜省辛增酸，以养肝气。从五行生克理论来看，金会克木，肺属金，而肝属木，也就是说如果肺气太过旺盛可能会损伤肝脏的功能，所以秋天应该多吃酸性食物来强化肝脏的功能。

> 酸味食物：食醋、山楂、乌梅、菠萝、芒果、番茄、草莓、柠檬、橘子、木瓜、杏等。

2 宜多吃白色食物

秋令对应五色是白色，白色蔬果能养肺，还能帮助心血管、骨骼健康，能让人保持乐观的心态，抑制恼怒和烦躁，还可激发创造力、想象力。

> 白色食物：百合、莲子、莲藕、银耳、水梨、柚子、山药、大蒜、白萝卜、洋葱、冬瓜、豆腐、白葡萄酒等。

3 宜多吃秋季蔬果

> 秋季蔬菜：苦瓜、秋葵、菱角、莲藕、辣椒、栗子、冬瓜、四季豆、甘薯叶、红枣、菊花、金针花。
>
> 秋季水果：柚子、梨、柿子、木瓜、苹果、莲子、甘蔗、葡萄、杏、火龙果、杨桃、番石榴。

秋季食养禁忌

❖ 秋季节令属燥，肺脏宜润不宜燥，因此不宜过食辛辣燥热食物，如葱、姜、韭菜、辣椒、酒等；少吃油炸、烧烤、肥甘厚腻的食物。这类食物会生火且耗伤津液，如果津液不足就会加重身体的燥。

❖ 秋季不宜过度进补，以免损伤脾胃功能，阻碍消化吸收。

◎ 莲藕排骨汤 ◎   清心润燥

【药材】莲藕 250 克。

【食材】猪排骨 300 克，姜 3 片，料酒 15 克，盐少许。

【做法】

1. 莲藕去皮，洗净，切片；猪排骨剁成小块，洗净，用沸水汆烫去血水。

2. 锅置火上，放入猪排骨、莲藕、姜片，加入适量料酒、清水。大火煮沸后转小火煮至猪排骨、莲藕熟软，加盐调味即可。

神 农 说 膳 食

❖ 立秋后空气干燥，人容易烦躁不安，这时要适量吃一些清心润燥的食物消除秋燥，莲藕为众多食物中的首选。

❖ 鲜藕性偏凉，凉拌生吃较难消化，脾虚胃寒、易腹泻者最好吃煮熟的莲藕。

◎ 百合杏仁粥 ◎   润肺止咳

【药材】鲜百合 30 克、杏仁 15 克。

【食材】绿豆 30 克，大米 40 克，冰糖少许。

【做法】

1. 绿豆淘洗干净，用清水浸泡 3~4 小时；大米洗净；鲜百合剥去枯黄的花瓣，削去老根，分瓣，洗净。

2. 锅置火上，倒入适量清水，放入绿豆、大米，大火煮开，转小火煮至绿豆开花、大米熟透，下入百合和杏仁略煮，加冰糖调味即可。

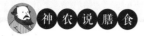**神农说膳食**

❖ 百合具有很好的润肺止咳功效，常用于肺燥引起的咳嗽、咯血。《本草纲目》中列举的杏仁三大功效之一就是润肺，能缓解干咳无痰、肺虚久咳等症。二者搭配在一起煮粥食用，润肺、止咳的效果更好。

❖ 杏仁皮中的抗氧化成分含量较高，吃的时候最好不要将皮剥掉。

❖ 杏仁又分苦杏仁、甜杏仁，中药用大多为苦杏仁，对于止咳化痰的作用较好，尤其是体虚而受寒的咳嗽症状特别有效。不过，苦杏仁有微毒，使用前最好询问专业中医师，依医师指示服用。

冬季养生
保阴补肾

秋季的最后一个节气"霜降"过完之后，便是"立冬"。《月令七十二候集解》提到"冬，终也，万物收藏也"。冬季为一年之根，也是四季之终，经过秋凉之后，阳气渐衰阴气转盛，冬季极阴，自然界万物呈现闭藏状态，人体的阳气也随着自然界的转化而潜藏于内，人们虽然不像虫兽会冬眠，但是为了保持体内能量，生理活动也会趋向减缓，此时因为阳气潜藏，更要注意休养生息，尤其平常身体较虚弱的人，冬季是调整体质很好的时候。

古典籍有"藏于精者，春不温病"的说法，意思是说如果肾精封藏得好，春季就不容易生病。中医对于顺时养生非常注重，是因为如果没有顺应节令特色把身体调养好，到了下一季节可能就会生病，不妨趁冬季时根据体质选对药食好好调理一下。冬与肾相应，肾主精，肾精主宰人的健康状态与寿命，如果肾精充盛，人不容易生病、衰老，所以冬季补肾显得特别重要。此时应选些温补肾阳的药食来养精藏精，可多吃红枣、龙眼、枸杞子、何首乌、熟地黄、栗子、核桃、羊肉、乌鸡、牛肉等。

◎ 冬季养生药食 ◎

1 宜多吃苦味食物

《千金方》提到"冬七十二日，省咸增苦，以养心气"。冬季为肾经旺盛之时，而肾主咸，若过食咸味，就会使本来就已经偏亢的肾更亢，因而去克制心阳，所以要多食苦味的食物，以助心阳。

> 苦味食物：苦瓜、淡豆豉、酒、白果、核桃仁、荷叶、茶叶等。

2 宜多吃黑色食物

中医认为，黑与肾相应，黑色、蓝紫色食物富含前花青素、花青素、槲皮素等植物营养素，有益脑部且能增强肾脏之气，有舒缓、镇定、静心的功效。

> 黑色食物：蓝莓、桑葚、葡萄、紫米、黑豆、黑芝麻、黑枣、栗子、龙眼肉、黑木耳、紫菜、发菜、海带、乌鸡、墨鱼、甘蓝、茄子等。

3 宜多吃冬季蔬果

> 冬季蔬菜：青椒、圆白菜、大白菜、芜菁、菜花、西蓝花、胡萝卜、白萝卜、甜豆、菠菜、芥菜、番茄、莴苣、大蒜、冬笋、马铃薯、洋葱、豌豆、菜豆。
>
> 冬季水果：柳丁、橘子、椪柑、绿枣、甘蔗、草莓。

冬季食养禁忌

❖ 冬季补养最好采用温补，不宜过度进补，因为现代人生活形态已改变，冬季有空调暖气，所谓"冬行夏令"，如果过食温热性质的药食，反而可能损伤脾胃功能，且多余能量储存在体内，最终可能变成脂肪堆积，造成肥胖。

❖ 冬季饮食切忌黏硬、生冷食物（瓜果类、生菜、冷饮冰品），因为此类食物属阴，易使脾胃阳气受损，影响脾胃消化吸收。

❖ 不宜暴饮暴食，或过食滋腻肥甘厚味、重口味食物，以免造成最终代谢产物（尿酸、尿素氮等）经由肾脏排出时负担过重。

冬。食疗

◎ 山药枸杞排骨汤 ◎

【药材】枸杞子 20 克，红枣 5 颗，核桃仁 10 克，鲜山药 100 克。

【食材】排骨 300 克，盐少许。

【做法】

1. 将排骨洗净，以沸水氽烫，捞起沥干备用。

2. 鲜山药洗净，去皮，切块。

3. 锅内加入适量水，将排骨、枸杞子、红枣、核桃仁一起放入锅中，大火煮沸后转小火续煮至排骨、山药软烂，加入盐调味，关火稍焖。

神农说膳食

❖ 山药具有健脾、补肺、固肾、益精等作用，与枸杞子、核桃仁这二种具补肾作用的药食一起煮，是一道健脾益肾、滋阴润肺的好汤，能改善体质虚弱与消除疲劳，适合中老年人于冬季补身，用脑族、考生也适合用这道汤品作为食疗。

◎ 鹿茸黄芪炖鸡汤 ◎

【药材】鹿茸 10 克，黄芪 20 克。

【食材】鸡腿 1 只，姜 3 片，料酒 1 小匙，盐少许。

【做法】

1. 将鸡腿洗净，剁块，以沸水氽烫，沥干备用。

2. 鹿茸以料酒浸泡约 30 分钟。

3. 将鸡腿块、鹿茸、黄耆、姜片一起放入锅中，加入适量水，大火煮沸后转小火炖至肉烂即可，加入浸泡鹿茸的酒与少许盐调味稍煮 10 分钟，关火稍焖。

神农说膳食

❖ 这道药膳能够补肾阳、益精血，适用于肾阳不足、精血亏虚，如果常觉得腰酸背痛、四肢冰冷、小便清长或女性白带过多，可经常食用，尤其冬季进补可用此汤作为体质改善的药膳。

四季养生
健脾养胃

脾胃是后天之本，气血生化之源，如果没有很好的脾胃功能，食物就不能被完整消化与吸收，最终会造成营养不良。营养不良会有两种发展，一种是过瘦，另一种则是过胖。过瘦很容易理解，但是很多人忽略肥胖其实也是一种营养不良的现象，营养素在体内不能被转化成有益身体的物质，无法被身体充分吸收利用，反而转化成脂肪堆积，这也是一种营养不良后遗症。

春夏秋冬四季都有相应的脏腑，五脏之一的脾胃应该在何时补养呢？中医认为脾胃应于"长夏"做调养最恰当，不过对于长夏是何时，各家说法不一，有人认为是四季季末的最后 18 天，有人认为是夏季的最后 1 个月。我个人觉得四季都应该重视脾胃补养，因为没有好的脾胃，所有养肝、强心、润肺、滋肾的药食都无法被充分消化吸收，所以每个节令除了要注意相应脏腑的调养，也不可忽略脾胃的照护。

◎ 四季养脾药食 ◎

1 宜多吃黄色食物

脾对应五色是黄色，可多吃黄色食物养脾气。黄色蔬果富含叶黄素、玉米黄素等植物营养素，有益眼睛健康，能保护脾脏，还能刺激神经，使人注意力集中，可增强记忆力，提高逻辑思维能力。

> 黄色蔬果：柠檬、柿子、香蕉、橘子、木瓜、柳丁、芒果、哈密瓜、胡萝卜、玉米、黄豆、金针花等。

2 健脾益气食物

如大米、小米、糯米、燕麦、山药、龙眼、红枣、莲子、蜂蜜等。

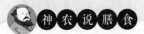 神农说膳食

❖ 少吃油炸、油腻食物，这类食物不容易消化，会增加胃肠道的负担，碍脾胃消化及吸收营养的功能。

❖ 避免辛辣刺激食物，如烟、酒、辣椒、胡椒等，以免损伤消化道黏膜，可能造成溃疡，过度刺激的食物也容易造成腹泻与肠胃道发炎。

❖ 食物温度过冷、过热，都会造成肠胃道刺激，影响脾胃功能。

四季 食疗

◎ **薏苡仁百合羹** ◎

【药材】薏苡仁、百合各 30 克，荸荠 150 克，鲜山药 100 克。

【食材】冰糖适量。

【做法】

1. 荸荠洗净，去皮，切片；山药洗净，切片。

2. 薏苡仁洗净浸泡 2~4 小时；干百合泡发洗净。

3. 将全部材料放入炖盅，加入适量水，隔水炖煮 1 小时即可。

 神农说膳食

❖ 这道汤品具有健脾、养阴、清热的作用，适合四季用来补养脾胃，还有很好的养颜美白作用，全部材料均可食用，可以用来代替主食。不妨在季节转换的时候，用这道羹品来补养脾胃，还可预防气候变化产生的感冒、过敏问题。

❖ 孕妇不宜过食薏苡仁。

◎ **双莲猪肚汤** ◎

【药材】红枣 5 颗，莲子 50 克，莲藕 300 克。

【食材】猪肚 1 个，盐少许。

【做法】

1. 猪肚洗净肚内黏液，以沸水汆烫捞起，用小刀刮除白膜，切片备用。

2. 莲藕洗净，去皮，切片。

3. 红枣去核备用；莲子去心，洗净，浸泡 30 分钟。

4. 将全部材料（除盐外）放入砂锅中，加入适量水，大火煮沸后转小火续煮，煮至猪肚软烂，加入少许盐调味即可关火。

❖ 李时珍在《本草纲目》中提到，莲乃脾之果，具有补脾、益肺、养心、益肾和固肠等作用，搭配健脾开胃的莲藕是最佳四季补养脾胃的食材。体弱、食欲不振、脾胃虚弱者及老年人，可用汤煮粥，容易消化吸收。

❖ 腹胀及大便燥结者，不宜食用。

第四章

Chapter 4

强身保健吃这款

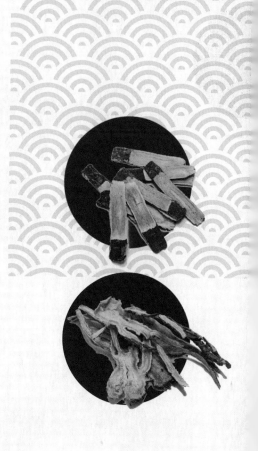

据世界卫生组织（WHO）统计，全球大约只有 5% 的人可以称为健康人，完全符合健康的定义——健康是身体的、心理的及社会的完全安适状态，而不仅是没有疾病或身体虚弱而已。大部分人（75%~80%）是"亚健康人群"，健康状态处在健康与疾病之间，这群人里许多人有慢性疲劳、慢性炎症、代谢失衡、睡眠不足、情绪障碍等问题，虽然还不到疾病阶段，却是患病的高危险人群。

很多人会通过食用保健食品或以中药进补的方式强身健体，不过身体的健康问题不一定是不足（虚证），也有可能是过多（实证），维持生理机能在一个相对平衡的状态，才是真正的健康。中医讲求"整体观"与"辨证"，每一个证型都有很多种可能性，或是有兼夹证，因此调养身体不能盲目使用补法，必须根据个别身体状态，配合节令气候，选择适合的食养方式。

养足气血
就是绝佳养颜术

气、血，是中医理论非常重要的部分，两者之间各有其不同作用却又相互依存，人要维持生命，必须要靠气血运作顺畅，才能获取充分的营养以滋养组织器官。

中医认为人体的五脏都有相应的五气，如果有一个脏腑的气机运作产生缺损，就会产生气虚，因而影响脏腑机能运作。"气"是人体最基本的物质，包含了肾中精气、脾胃消化吸收的水谷之气，以及肺吸入的空气。

气虚一般以肺、脾两个脏腑为主。脾肺气虚，主要表现为气短、懒言、倦怠乏力、容易出虚汗、脸色苍白、头晕、食欲不振、大便稀软不成形、舌头色淡、舌苔薄白。可以选择健脾胃、补肺气的药食，如红枣、山药、莲子、龙眼、百合、人参、党参、西洋参、黄芪、白术、黄精、灵芝、甘草等。

"血"则与肝、脾、心、肾脏较有关，一般女孩子比较容易有血虚问题，因为女性的独特生理，从青春期开始，受到激素作用，开始有月经，到了生育年龄，还会经历怀孕、生产的过程，这些生理过程都会消耗气血，所以女性最容易发生血虚问题，必须注意适度调补。血虚的表现为脸色萎黄，口唇、指甲缺乏血色而显得苍白，容易感觉头晕、目眩，月经量少、色淡。血虚者可经常食用补血药食，如红枣、龙眼、当归、阿胶、熟地黄、何首乌、枸杞子、白芍、桑葚等。

四物、四君子

我们所熟悉的"四物汤"（当归、熟地黄、白芍、川芎）适用于血虚问题，"四君子汤"（人参、白术、茯苓、甘草）则是适合气虚的人食用，如果是气血都虚，则可以用"八珍汤"（四君子汤＋四物汤）或是冬令进补常吃的"十全大补汤"（八珍汤＋黄芪、肉桂）。

◎ 十全大补鸡汤 ◎

气血双补

【药材】十全大补汤（人参、白术、茯苓、甘草、当归、川芎、熟地黄、
白芍、黄芪、肉桂、生姜各5克，红枣2颗）。

【食材】乌鸡腿1只。

【做法】

1. 将乌鸡腿洗净剁成块，以沸水汆烫，捞起沥干。
2. 将药材装药布袋，与乌鸡腿块一起放入炖盅，隔水炖2小时，关火
焖10分钟即可食用。

神农说膳食

❖ 十全大补汤是中医著名补益方，由四君子汤、四物汤组成，再加
上黄芪、肉桂。四君子汤能够益气补中，健脾养胃；四物汤则是
有名的补血调经方；加黄芪可以补气升阳；肉桂能温补肾阳。适
合气血双虚而且体内寒气较重的人，以及贫血、病后或术后体弱
者调理。

❖ 体内有实热者，口干舌燥、大便干燥、小便黄，不宜食用。

❖ 阴虚火旺者，口干舌燥、手心脚心发热、午后发热、失眠，不宜食用。

❖ 夏季不宜过度滋补，不适合食用。

❖ 感冒有发热、咽喉肿痛等现象者不宜食用。

◎ 黑枣参芪排骨汤 ◎

益气活血

【药材】黄芪、丹参各20克，黑枣5颗。

【食材】排骨200克，鸡高汤800毫升。

【做法】

1. 将排骨洗净，以沸水汆烫，沥干备用。
2. 将排骨、黄芪、丹参、黑枣放入锅中，加入鸡高汤，大火煮沸后转小火
煮至排骨软烂即可关火，加盖稍焖即可。

❖ 中医认为，丹参一味功同四物，黑枣能加强补血作用，这道汤品既可补气又有活血作用，适合贫血、失眠、容易疲倦的人食用。

❖ 女性经期不顺或容易痛经者可经常食用，适合在经期前后食用。

阴阳调和
健康平衡

中医的理论基础是以"阴阳"为依归，阴阳源自于古代哲学思维。古代中医学家，在长期临床体会中，将阴阳、五行等概念广泛地运用于中医学领域，用来解释人类生命起源、生理现象及病理变化。阴阳用来表示万物之间互相对立、互相依存、互相转化的复杂关系。

阳虚主要是因为人体阳气不足，"阳虚则生寒"，所以会出现怕冷、四肢冰冷、腰膝酸软、耳鸣、虚喘、性欲降低，小便次数多、色清，大便稀软，舌头色淡且胖大，而男性可能出现遗精、阳痿、早泄等问题。可以选用下列药食，核桃、人参、鹿茸、海马、补骨脂、淫羊藿、杜仲、肉苁蓉、冬虫夏草等，搭配补阳食材，如羊肉、海参、泥鳅、鳝鱼、虾、韭菜，都很适合补养阳气。

"阴虚"主要是因为阴液不足，阴液泛指体内一切富有营养的液体，包含血液、汗液、精液、唾沫等。如果人体阴液不足，水不足火就会旺，所以中医说"阴虚生内热"，会出现口干舌燥、手足心热、盗汗、两颧潮红、午后发热、虚烦不成眠、多梦、小便颜色深、大便干硬、舌头色红且干等症状，这种"内热"症状表现非常容易被误解，许多人会以为是身体燥热，而吃一些降火、清热的药食，事实上阴虚所产生的内热，必须要用滋润的方式。阴虚是女性容易发生的现象，尤其更年期时，因为激素影响，阴液缺乏，人就很容易出现烦躁、易怒等问题。阴虚者可以用滋阴的药食，如莲藕、银耳、百合、生地黄、熟地黄、沙参、麦冬、天冬、玉竹、石斛、枸杞子等。

调补阴阳药膳

◎ 雪梨百合莲子汤 ◎

养阴润燥

【药材】干百合、枸杞子各 10 克，莲子 50 克。
【食材】雪梨 2 个，冰糖 10 克。

【做法】

 1. 将雪梨洗净，去皮，除核，切块；将百合、莲子分别洗净，用水泡发，莲子去心。

 2. 锅置火上，放适量水烧沸，放入雪梨块、百合、莲子、枸杞子、冰糖，水开后再改小火煲约 30 分钟即可。

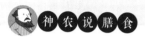 神 农 说 膳 食

❖ 梨和百合能养阴、清热、降火，增加体内津液，缓解口鼻干燥和皮肤瘙痒等不适。

❖ 百合和梨性偏凉，凡风寒咳嗽、虚寒出血、脾虚便溏者不宜选用。

◎ 虫草红枣鸡汤 ◎

补肾益阳

【药材】冬虫夏草 5 克，红枣 5 颗。

【食材】乌鸡腿 1 只，姜 3 片，盐适量。

【做法】

 1. 乌鸡腿洗净剁块状，以沸水汆烫，捞起沥干。

 2. 将鸡腿块、冬虫夏草、红枣、姜片放入炖盅内，加入适量水，隔水炖 2 小时，加入适量盐调味即可。

神 农 说 膳 食

❖ 这道汤品可以补肾益阳，适合四肢冰冷、失眠、易疲倦、盗汗、腰膝酸软的人经常食用。

❖ 儿童、孕妇、感冒发热者不宜食用。

强筋壮骨
预防早衰从补肝肾开始

中医所说的脏腑与西医所认识的器官不一样，中医学中的肝脏涵盖了西医学中消化与代谢（解毒）的功能，还参与了循环系统、中枢神经系统的作用，同时也与视觉有关，因为中医主张肝主藏血、主疏泄、主筋，从眼睛、指甲可以观察肝脏健康状态。

中医学中的肾脏不只是西医学中所谓的泌尿系统功能，还控制生殖、内分泌与神经系统，可说是影响身体健康与寿命最重要的脏腑，肾脏被称为"先天之本"，主藏精、主纳气、主骨与髓。

肝肾主宰全身筋骨灵活度，影响衰老程度，如果出现视力衰退、视物昏花、眼睛干涩、易流泪、耳鸣、头发早白、腰酸背痛、四肢关节酸痛不灵活等问题，就应该开始从肝肾开始调养。肝肾虚损大多属于阴虚证，多为久病、过度劳损，或温热病邪耗伤肝阴及肾阴所致，常见症状为视力模糊、夜盲、四肢麻木、指甲枯脆、胁肋疼痛、目眩耳鸣、腰膝酸软、齿摇发脱、形体消瘦、口燥咽干、手心脚心发热、午后发热、两颧发红、盗汗、虚烦失眠、遗精、小便黄、大便干等。

适合经常吃黑芝麻、桑葚、粟米、栗子、核桃仁、山药、枸杞子、杜仲、何首乌、冬虫夏草、虾、海参等滋补肝肾的药食。

补肝强肾药膳

◎ 乌鸡山药枸杞汤 ◎ 补肝益肾

【药材】鲜山药 150 克，红枣 5 颗，枸杞子 30 克。

【食材】乌鸡半只，姜 3 片，料酒 1 大匙，盐少许。

【做法】

1. 将乌鸡洗净，剁块，以沸水汆烫，去血水，沥干备用。

2. 山药洗净，去皮，切块。

3. 将乌鸡块、山药、红枣、枸杞子、姜片一起放入锅中，加入适量水，大火煮沸后转小火，煮至鸡肉软烂，加入料酒、盐，稍煮 10 分钟即可关火，稍焖。

神 农 说 膳 食

❖《本草纲目》中记载，乌鸡能"补虚劳羸弱，治消渴，中恶，益产妇，治女人崩中带下虚损诸病，大人小儿下痢噤口"。乌鸡入肝、肾两经，单一种烹煮就有补益作用，和山药、枸杞子一起炖煮，能加强滋补肝肾作用，非常适合体弱者、老年人及肝肾虚的人经常食用。

❖ 感冒发热、咳嗽多痰者不宜食用。

◎ 枸杞猪腰汤 ◎   益肾阴补肾阳

【药材】枸杞子 10 克。

【食材】猪腰 1 个，料酒 1 小匙，葱、姜各适量，香油、盐各少许。

【做法】

1. 将猪腰剖开，除去筋膜、肾盂，用清水浸泡，去血水，洗净，切片。
2. 将猪腰、枸杞子、葱、姜放入锅中，加入适量水，以大火煮沸转小火煮至猪腰熟即可加入盐、料酒，略煮 5 分钟关火，最后再淋上几滴香油即可。

神 农 说 膳 食

❖ 中医常用枸杞子来治疗肝肾阴亏，猪腰具有"以形补形"的作用，能补肾气，二者搭配既能益肾阴又能补肾阳，可用于治疗肾虚腰痛等症。

❖ 血脂异常、胆固醇偏高者不宜多食内脏类，可改用乌鸡或猪里脊肉。

调整脾胃
是减重的第一要务

体重过重是指体重指数（BMI）达24以上【BMI=体重（千克）÷身高的平方（平方米）】，如果从能量平衡来看，消耗与摄取不能互相抵销，长期就会造成能量在体内堆积，转化成脂肪贮存，最终形成肥胖。身体中过多的脂肪，又称为代谢性废物（或病理产物），就是中医学中所谓的"痰饮""湿浊"，大多是因为脏腑失调使津液代谢异常所导致。

在中医学中脾脏的生理功能是负责食物的消化与营养素的吸收，脾也主湿，痰饮属水属湿，所以肥胖与脾胃功能脱离不了关系，脾胃功能不好，进入身体的饮与食无法被充分消化吸收，水谷精微不能化生为身体所需要的精与血，反而变成病理产物（痰浊）也就是脂肪堆积在皮下、组织器官周边，不但使体重增加，这些堆积的脂肪还可能引起各种慢性疾病，如心血管病、脂代谢异常。

从肥胖形成原因来看，要根本解决问题，必须要有良好的脾胃功能，一方面要维持良好的消化吸收作用，一方面也可避免体内为湿所阻。所以均衡饮食、定时定量就很重要，此外，体内的痰饮湿浊，需要足够阳气来推动，因为阳气就像是火、能量、热度、动力，阳气充足，新陈代谢佳，体内废物不易堆积，运动通常是最佳办法，要避免阳虚还可多吃补阳的药食。

健康的减重瘦身，必须从日常生活去落实，均衡摄取六大类食物，少油、少盐、少糖、高纤维、高营养素，三餐定时与定量，进食要细嚼慢咽，睡前3小时不进食，多动少坐，饮水足量（每千克体重25~35毫升），这些都是基本要件，平常可以自制瘦身茶（如下）饮用。

: 山楂、茯苓各5克。

: 马鞭草、柠檬草各5克。

: 茉莉花、玫瑰花各5克。

减重瘦身药膳

◎ 红豆鲤鱼汤 ◎　　　　　　　　　　健脾行水

【药材】陈皮。

【食材】红豆100克，鲤鱼250克，蒜、姜片、盐各少许。

【做法】

1. 鲤鱼洗净，沥干水分；红豆洗净，浸泡4~6小时。

2. 热锅加入少许油，放入姜片爆香，将鲤鱼放入锅中，以中小火煎至两面微黄。

3. 另一锅加适量清水煮沸，放入所有材料(除盐外)，以大火煮15分钟，转小火煲1小时，最后再加少许盐调味即可食用。

神农说膳食

❖ 红豆能热利水，散血消肿，能消脚气浮肿、利尿除湿，为利下身水湿的良药。这道汤品有健脾益肾、利尿消肿的功用，适合脸部、下肢经常浮肿的人，也适合经前水肿，孕妇水肿，产后妇女食用能帮助乳汁分泌。

◎ 山楂消脂汤 ◎　　　　　　　　　　消脂化积

【药材】山楂30克，决明子15克，枸杞子10克，红枣（去核）5颗，牛蒡50克。

【食材】胡萝卜50克。

【做法】

1. 将牛蒡、胡萝卜洗净，去皮，切成适当大小。

2. 将山楂、决明子以药布袋包装，袋口扎紧。

3. 锅内加入适量水，放入药布袋，以大火煮沸后转小火煮30分钟，将药布袋取出。

4. 将牛蒡、胡萝卜及红枣、枸杞子放入药汁中以小火续煮至食材熟透即可。

神农说膳食

❖ 这道汤品具有消脂、化食、消积的作用，非常适合作为减重瘦身者的基本汤底，可在汤内加入自己喜欢的食材，如西蓝花、圆白菜、黑木耳、菇类等，煮成"瘦身锅"。

❖ 对于有消化不良，或高脂血、高胆固醇、高血压等问题，可单用山楂、决明子、枸杞子煮水当茶饮，每周喝2~3次。

调养心息
就能一觉好眠

现代人的生活形态与环境较过去更为紧张、高压，睡眠障碍、情绪障碍的人口急剧增加，情绪通常会影响入睡与睡眠品质，而有睡眠障碍者，多少伴有情绪问题，睡得不好隔天情绪多半不稳，最后产生共伴效应。

中医理论认为"神"安能帮助改善睡眠品质，"神"是指人的精神、意识、知觉、运动等一切生命活动的表现。神安则能眠，神不安则失眠，神之所以不安，与五脏六腑都有关联，尤其是"心"，因为"心主神"，与肝、脾、肺、肾等脏腑也有关，中医理论中五脏各有所主的情志，心主喜、肝主怒、脾主忧、肺主悲、肾主恐，因此各种情绪都有可能会影响脏腑机能运作，而一脏功能异常又会影响其他脏腑，最终都会干扰心神而影响睡眠。

规律作息、适度运动、均衡饮食、培养正面思维、拥有兴趣爱好，这些都是帮助预防情绪障碍的方式。平常可以利用一些舒压安眠的茶饮、药食，配合睡前泡澡、泡脚与按摩来帮助入眠与提升睡眠品质，务求每天要有完整的 6~7 小时睡眠时间。

平常不妨多吃红枣、茯苓、龙眼、山药、莲子、百合、合欢花、五味子等能安心神的药食。

安神助眠药膳

◎ 小米红枣粥 ◎　　　　　宁心安神

【药材】红枣 6 颗。

【食材】小米 80 克，大米 20 克，红糖 10 克。

【做法】

1. 小米和大米分别淘洗干净，大米浸泡 30 分钟；红枣洗净，去核。

2. 锅置火上，放入小米、大米、红枣，加入适量水，大火烧开后转小火，煮至小米粒和大米粒开花、红枣肉软烂后放入红糖，再熬煮几分钟即可。

神 农 说 膳 食

❖ 中医理论认为小米具有和胃安眠的作用；红枣是补中益气、养血安神的保健佳品。

❖ 小米和红枣一同煮粥食用，具有补脾润燥、宁心安神的功效，可辅助治疗失眠、多梦、食欲不振。

❖ 小米粥不宜熬得太稀薄，不利于营养物质的吸收；红枣虽好但不宜过量食用，否则会损脾胃，生湿热，并容易引起龋齿。

◎ 百合莲藕汤 ◎　　　　　　　安神和胃

【药材】鲜百合 10 克，红枣（去核）5 颗，鲜山药、莲藕各 100 克。

【食材】冰糖适量。

【做法】

1. 山药与莲藕分别洗净去皮，切丁备用；百合洗净，沥干备用。

2. 将全部材料（除冰糖外）置入锅中，加入适量清水，以大火煮沸后转小火续煮至莲藕熟软，加入冰糖调味，续煮约 10 分钟即可关火。

神 农 说 膳 食

❖ 这道汤品具有健脾益胃、润肺安神的作用，非常适合高压的上班族经常食用，能够帮助肠胃消化吸收，减轻紧张、焦虑情绪。

❖ 莲藕不宜用铁锅烹煮，以免变黑。

拥有美丽肌肤
从调养肺气开始

　　追求美丽容颜、青春不老是大多数人的梦想，尤其是女性，这是人的一生中最重要的课题之一。健康的肌肤要有弹性、有光泽、无斑点、无皱纹、肤色均匀，随着年龄增加，内分泌激素失衡，新陈代谢减缓，身体慢性发炎，再加上外在环境污染、压力、饮食不均衡、作息紊乱、日晒等问题，都有可能加速肌肤老化。

　　中医理论认为，脸部是内在脏腑机能失衡所显露的部位，如果内在脏腑健康出现问题，在脸部特定部位会出现斑点、暗沉等现象，通过观察脸部可以察觉内脏问题。不过人是一个有机的整体，脸部仅是身体的一小部分，全身肌肤的健康更能完整显现身体机能健康与否。

　　想要有健康漂亮的肌肤，一定要让阴阳平衡，经络畅通气血才能顺利流通，气血循环顺畅，肌肤代谢好，自然就不容易暗沉、长斑点、长皱纹。根据中医的脏腑理论，皮肤主要与肺和大肠有关，因为"肺主皮毛"，而肺又与大肠相表里，肺气通畅，气血循环自然佳，排便正常，体内毒素不易产生，肌肤自然健康。所以要有美肌可从益气养血、滋阴补肺着手。要预防皮肤干燥，保持湿润，可多吃玉竹、芍药、当归、银耳、雪梨、百合、山药、杏仁等滋阴润燥药食。红枣、桑葚、枸杞子、玫瑰花、茉莉花、桃花等药食则可以帮助脸部肌肤红润。平常饮食还要注意多摄取一些富含维生素、纤维及植物生化素的蔬菜、水果。还有每天一定要摄取足够的水分，除了饮食中能获取水分，也要适度补充温开水，每天饮水量是每千克体重25~35毫升。

◉ 参芪薏苡仁汤 ◉

【药材】党参、黄芪、麦冬各 10 克，薏苡仁 100 克。

【食材】猪蹄 100 克，鸡爪 10 只，姜 3 片，盐少许。

【做法】

1. 将猪蹄、鸡爪洗净，以沸水汆烫，捞起用冷水冲洗干净，沥干备用。

2. 薏苡仁洗净浸泡 2~3 小时；党参、黄芪、麦冬装药布袋内。

3. 将猪蹄、姜片放入锅中，加适量水，以大火煮沸转小火煮 30 分钟。加入鸡爪、薏苡仁、药布袋续煮 30 分钟至猪蹄软烂即可加盐调味，关火稍焖即可食用。

神农说膳食

❖ 猪蹄、鸡爪都是富含胶原蛋白的食物，可帮助皮肤保持弹性；党参、黄芪具有补益气血的作用；麦冬能养阴润燥。与最佳美容圣品——薏苡仁一起煮，对于养颜美容是极佳食补方，也适合产后哺乳做催乳食疗。

❖ 脾胃虚寒、泻泄、风寒咳嗽者不宜食用。

◉ 红枣美颜汤 ◉

【药材】红枣（去核）20 克，生山楂（去核）50 克，枸杞子 10 克。

【食材】鸡爪、海参各 300 克，牛腱肉 200 克，生姜片 3 片，盐少许。

【做法】

1. 鸡爪去爪甲，洗净，剁成两块，放入沸水汆烫，捞起沥干备用。

2. 牛腱肉洗净，切成适当大小的块状，放入沸水汆烫，捞起沥干备用。

3. 海参自腹部切开，洗净，切块，放入沸水汆烫，捞起沥干备用。

4. 生山楂剖半，去核，红枣切开，去核。

5. 将鸡爪、牛腱肉、海参、生姜片放入锅中，加适量水，大火煮沸后转小火续炖 1 小时，加入红枣、山楂、枸杞子续煮 1 小时，加盐调味即可。

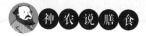 神农说膳食

❖ 红枣能补养肝血，其中富含维生素C，能够抗氧化，防止黑色素产生，减少色素沉着；B族维生素则可促进皮下血液循环，保持肌肤红润。枸杞子与山楂能促进血液循环，帮助代谢废物，与红枣搭配能延缓肌肤老化，消除色斑沉着。

❖ 这道汤品的食材是补充胶原蛋白的最好来源，经常食用可以除皱、抗斑、嫩肤、美白，延缓老化。

❖ 如果使用压力锅或是焖烧锅，烹煮时间可以稍微缩短，食材必须煮到熟烂，这样才能将蛋白质充分释出至汤内。食材也可改用猪蹄、猪蹄筋、猪腱等具胶质食物。

给你一头乌黑闪亮的秀发

头发如果出现花白、脱落、毛糙，通常会给人苍老、无神的感觉。头发与头皮健康息息相关，如果希望有一头健康的头发，必须供应头皮充足的养分，还要注意维持清洁，这样毛发才能顺利成长。

中医认为影响头发健康的脏腑主要为肝、肾与脾胃。因为"肾，其华在发"，肾精盛衰可以从头发直接观察到，而"发为血之余"，血由肝所藏，肝血充盛与否会影响头发的健康。

肾精会随着年龄增加而逐渐衰减，不过如果过度消耗也可能提早把肾精提耗光，比方体力、脑力过度耗损，纵欲过度，作息紊乱（熬夜等），长期睡眠不足等状况。一个人如果肾的精气不足，头发容易失去光泽，甚至提早出现白发。

肝血充足的人头皮能获得充分血液及养分供应，所以发色、发质健康，且不易掉发。血液要充盛，必须要有良好的脾胃功能，中医认为，脾胃为后天之本、气血生化之源，日常饮食是供应血液的最佳来源，脾胃消化吸收作用好，养分才能被运送到全身供应身体机能运作。肝主疏泄，脾胃与气机升降有关，这些脏腑之间必须互相协调合作，才能让我们气血充足。尤其女性受到激素影响以及每月生理期的失血，最容易出现脱发问题，更需要从养肝血着手。

养发的饮食原则

养发必须要有均衡的饮食，不妨多吃以下几类食物。

1. 优质蛋白：鱼肉、猪肉、鸡蛋、牛奶、奶酪及豆制品等。

2. 富含维生素 A 的食物：胡萝卜、菠菜、杏仁、核桃、动物肝脏等。

3. 含 B 族维生素及矿物质丰富的蔬果及谷类。

4. 中医认为可以补肝肾的药食：黑芝麻、黑木耳、黑豆、黑糯米、桑葚、深色葡萄（或葡萄干）、龙眼、红枣、黑枣、海藻类（如海带、紫菜）、菠菜、韭菜、香菇、何首乌、党参、枸杞子、核桃仁等。

◎ 核桃仁芝麻羹 ◎

补肾乌发

【药材】核桃仁 200 克、黑芝麻 20 克。

【食材】豆浆 200 克，鸡蛋 1 颗，冰糖适量。

【做法】

1. 以不粘炒锅分别将黑芝麻和核桃仁炒熟，放凉后研成粉末，鸡蛋打散。

2. 将核桃粉、芝麻粉加入豆浆中拌匀。

3. 汤锅置火上，倒入搅拌好的豆浆小火煮至微沸，加入鸡蛋液搅成蛋花即可关火，加入适量冰糖调味。

神农说膳食

❖ 核桃仁和芝麻含有亚油酸、亚麻酸等不饱和脂肪酸。核桃仁能补血益气、补肾填精；黑芝麻有益肝、补肾、养血、润燥作用。二者合用，可以补肾乌发之外，还能健脑、抗疲劳，适合用脑族经常食用，做成羹适合当作早餐食用。

❖ 芝麻有润肠通便的作用，患有慢性肠炎、腹泻的人不宜食用。

◎ 首乌枸杞鸡汤 ◎

补肾益肝

【药材】何首乌、枸杞子各 10 克，红枣 3 颗。

【食材】鸡腿 1 只，盐少许。

【做法】

1. 将鸡腿洗净剁块，以沸水汆烫，捞起沥干备用。

2. 将何首乌、枸杞子、红枣、鸡腿放入炖盅，加入适量水，放入蒸锅中蒸 1 小时，加入少许盐调味即可食用。

神农说膳食

❖ 何首乌能养血、益肝、补肾，枸杞子能滋补肝肾，搭配红枣炖汤，是很好的补肝益肾汤品，可以乌发及预防脱发，同时还有延缓衰老、增强抵抗力之作用，适合中老年人经常食用。

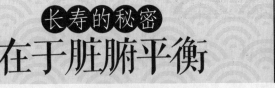

长寿的秘密
在于脏腑平衡

现代人的平均寿命逐年增加，但是延长的是健康余命还是与病共存的残病岁月呢？如果能够及早做好健康管理，健康老化就不再遥远。

中医理论认为，人体的生长、发育、衰老与精气血盛衰、脏腑功能以及经络畅通与否关系密切。当身体的气血不足，经络运行不畅时，会连带影响脏腑功能，五脏六腑之间存在连动关系，其中一脏腑功能失常，就会使得阴阳失衡，这些就像多米诺骨牌一样，任何一个多米诺骨牌倾倒，身体老化速度就像重踩油门般加速前进，当然随之而来的疾病会接踵而至。

衰老是人体机能逐渐减弱的一系列变化，女性的衰老最早会从阳明脉循行部位也就是脸部开始，所以会开始出现皱纹、斑点、暗沉、失去弹性等现象，男性则是以肾气虚衰的一系列表现最早出现，如白发、脱发、腰膝酸软、性欲降低、遗精、早泄等。

时间对每个人都最公平，衰老是每个人都会经历的过程，只是有人慢些有人快些，这些与先天体质、后天生活环境都有关系。从中医角度来看，衰老主要是因为五脏六腑衰退，可能是由于疾病，也可能因为过度耗损，而加速衰老的原因不外乎饮食不均衡、暴饮暴食、偏食、长期生活紧张、过度劳累（体力过劳、脑力过劳）、纵欲过度等。

肾为先天之本、脾为后天之本，从影响人衰老的先天与后天因素去着手，就是对抗衰老的核心，因此食养要从调脾胃、补肾气着手。

调理脾胃最好的方式就是从饮食上着手，应多吃黄色和甘味的药食，如山药、小米、扁豆、甘薯、玉米、南瓜、黄豆、莲子、红枣等，许多人为了减重瘦身不喜欢吃米饭，事实上全谷类是最佳补养脾胃的食物，每天至少要吃2~3碗谷物。能够补肾气的食物有很多，除了黑芝麻、黑木耳、黑米、黑豆、桑葚、葡萄、乌鸡等黑色食物外，核桃仁、栗子等坚果类食物也有养肾作用。

◎ 首乌参芪乌鸡汤 ◎ 　　　　强筋壮骨

【药材】何首乌、党参、黄芪、枸杞子、牛膝、补骨脂各 30 克。

【食材】乌鸡 1 只，姜 3 片，料酒 1 大匙，盐少许。

【做法】

1. 将乌鸡洗净，以沸水汆烫，冷水冲洗干净，沥干。

2. 将何首乌、党参、黄芪、枸杞子、牛膝、补骨脂塞入乌鸡腹内，鸡放入炖锅中，加入适量水、料酒、姜片，隔水炖 2 小时，取出鸡腹内药材，加入少许盐调味，关火稍焖 10 分钟即可。

神农说膳食

❖ 这道汤品用滋补肝肾中药材，搭配滋补的乌鸡，可强筋壮骨，增强抗病力，适合体虚、病后者及中老年人肾虚引起的腰膝酸软、畏寒等问题。

◎ 杜仲羊肉汤 ◎ 　　　　滋补肝肾

【药材】杜仲 15 克，熟地黄、枸杞子各 10 克。

【食材】羊肉 300 克，葱、姜、盐各适量。

【做法】

1. 将羊肉洗净，切块，以沸水汆烫，捞起沥干备用。

2. 将杜仲、熟地黄、枸杞子以药布袋装袋。与羊肉、葱、姜一起放锅中，加入适量水，以大火煮沸后转小火续煮至羊肉熟烂，加入少许盐调味，关火稍焖。

神农说膳食

❖ 杜仲具有补益肝肾、强筋壮骨作用；熟地黄能补血滋阴、填精益髓；《本草纲目》中说羊肉能暖中补虚，补中益气，开胃健身，益肾气，养胆明目，治虚劳寒冷，五劳七伤。这道汤品具有补益肝肾的作用，能强筋壮骨、延缓老化，适合体虚者、中老年人经常食用。

❖ 气滞痰多、脘腹胀痛、食少便溏、感冒发热者不宜食用。夏天可将羊肉改为鸡肉，以免过于燥热。

附录

我国按照传统既是食品又是中药材物质目录

2014年11月6日，国家卫生和计划生育委员会办公厅发布了《〈按照传统既是食品又是中药材物质目录管理办法〉（征求意见稿）意见的函》（国卫办食品函〔2014〕975号），其中所列既是食品又是中药材物质的目录如下。

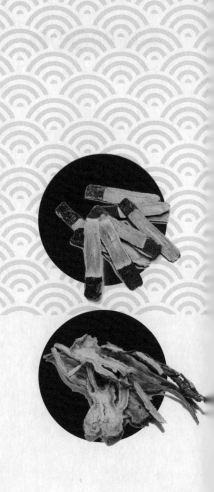

序号	物质名称	植物名/动物名	拉丁学名	所属科名	使用部分	备注
1	丁香	丁香	*Eugenia caryophyllata* Thunb.	桃金娘科	花蕾	
2	八角茴香	八角茴香	*Illicium verum* Hook. f.	木兰科	成熟果实	在调味品中也称"八角"
3	刀豆	刀豆	*Canavalia gladiata* (Jacq.) DC.	豆科	成熟种子	
4	小茴香	茴香	*Foeniculum vulgare* Mill.	伞形科	成熟果实	用于调味时还可用叶和梗
5	小蓟	刺儿菜	*Cirsium setosum* (Willd.) MB.	菊科	地上部分	
6	山药	薯蓣	*Dioscorea opposita* Thunb.	薯蓣科	根茎	
7	山楂	山里红	*Crataegus pinnatifida* Bge. var. *major* N.E.Br.	蔷薇科	成熟果实	
		山楂	*Crataegus pinnatifida* Bge.	蔷薇科		
8	马齿苋	马齿苋	*Portulaca oleracea* L.	马齿苋科	地上部分	
9	乌梅	梅	*Prunus mume* (Sieb.) Sieb. et Zucc.	蔷薇科	近成熟果实	
10	木瓜	贴梗海棠	*Chaenomeles speciosa* (Sweet) Nakai	蔷薇科	近成熟果实	
11	火麻仁	大麻	*Cannabis sativa* L.	桑科	成熟果实	
12	代代花	代代花	*Citrus aurantium* L. var. *amara* Engl.	芸香科	花蕾	果实地方常用作枳壳
13	玉竹	玉竹	*Polygonatum odoratum* (Mill.) Druce	百合科	根茎	

（续表）

序号	物质名称	植物名/动物名	拉丁学名	所属科名	使用部分	备注
14	甘草	甘草	*Glycyrrhiza uralensis* Fisch.	豆科	根和根茎	
		胀果甘草	*Glycyrrhiza inflata* Bat.	豆科		
		光果甘草	*Glycyrrhiza glabra* L.	豆科		
15	白芷	白芷	*Angelica dahurica* (Fisch. ex Hoffm.) Benth. et Hook. f.	伞形科	根	
		杭白芷	*Angelica dahurica* (Fisch. ex Hoffm.) Benth. et Hook. f. var. *formosana* (Boiss.) Shan et Yuan	伞形科		
16	白果	银杏	*Ginkgo biloba* L.	银杏科	成熟种子	
17	白扁豆	扁豆	*Dolichos lablab* L.	豆科	成熟种子	
18	白扁豆花	扁豆	*Dolichos lablab* L.	豆科	花	
19	龙眼肉（桂圆）	龙眼	*Dimocarpus longan* Lour.	无患子科	假种皮	
20	决明子	决明	*Cassia obtusifolia* L.	豆科	成熟种子	需经过炮制方可使用
		小决明	*Cassia tora* L.	豆科		
21	百合	卷丹	*Lilium lancifolium* Thunb.	百合科	肉质鳞叶	
		百合	*Lilium brownie* F. E. Brown var. *viridulum* Baker	百合科		
		细叶百合	*Lilium pumilum* DC.	百合科		

序号	名称		拉丁学名	科	种仁；种皮	备注
22	肉豆蔻	肉豆蔻	*Myristica fragrans* Houtt.	肉豆蔻科	种仁；种皮	种皮仅作为调味品使用
23	肉桂	肉桂	*Cinnamomum cassia* Presl	樟科	树皮	在调味品中也称"桂皮"使用
24	余甘子	余甘子	*Phyllanthus emblica* L.	大戟科	成熟果实	
25	佛手	佛手	*Citrus medica* L. var. *sarcodactylis* Swingle	芸香科	果实	
26	杏仁（苦、甜）	山杏	*Prunus armeniaca* L. var. *ansu* Maxim	蔷薇科	成熟种子	苦杏仁需经过炮制方可使用
		西伯利亚杏	*Prunus sibirica* L.	蔷薇科		
		东北杏	*Prunus mandshurica* (Maxim) Koehne	蔷薇科		
		杏	*Prunus armeniaca* L.	蔷薇科		
27	沙棘	沙棘	*Hippophae rhamnoides* L.	胡颓子科	成熟果实	
28	芡实	芡	*Euryale ferox* Salisb.	睡莲科	成熟种仁	
29	花椒	青椒	*Zanthoxylum schinifolium* Sieb. et Zucc.	芸香科	成熟果皮	花椒果实可作为调味品使用
		花椒	*Zanthoxylum bungeanum* Maxim.	芸香科		
30	赤小豆	赤小豆	*Vigna umbellata* Ohwi et Ohashi	豆科	成熟种子	
		赤豆	*Vigna angularis* Ohwi et Ohashi	豆科		
31	麦芽	大麦	*Hordeum vulgare* L.	禾本科	成熟果实经发芽干燥的炮制加工品	

（续表）

序号	物质名称	植物名/动物名	拉丁学名	所属科名	使用部分	备注
32	昆布	海带	*Laminaria japonica* Aresch.	海带科	叶状体	
		昆布	*Ecklonia kurome* Okam.	翅藻科		
33	枣（大枣、黑枣）	枣	*Ziziphus jujuba* Mill.	鼠李科	成熟果实	
34	罗汉果	罗汉果	*Siraitia grosvenorii* (Swingle.) C. Jeffrey ex A. M. Lu et Z. Y. Zhang	葫芦科	果实	
35	郁李仁	欧李	*Prunus humilis* Bge.	蔷薇科	成熟种子	
		郁李	*Prunus japonica* Thunb.	蔷薇科		
		长柄扁桃	*Prunus pedunculata* Maxim.	蔷薇科		
36	金银花	忍冬	*Lonicera japonica* Thunb.	忍冬科	花蕾或带初开的花	
37	青果	橄榄	*Canarium album* Raeusch.	橄榄科	成熟果实	
38	鱼腥草	蕺菜	*Houttuynia cordata* Thunb.	三白草科	新鲜全草或干燥地上部分	
39	姜（生姜、干姜）	姜	*Zingiber officinale* Rosc.	姜科	根茎（生姜所用为新鲜根茎，干姜为干燥根茎）	

序号	药材名	植物名	拉丁学名	科	药用部位
40	枳椇子	枳椇	Hovenia dulcis Thunb.	鼠李科	药用为成熟种子；食用为肉质膨大的果序轴、叶及茎枝
41	枸杞子	宁夏枸杞	Lycium barbarum L.	茄科	成熟果实
42	栀子	栀子	Gardenia jasminoides Ellis	茜草科	成熟果实
43	砂仁	阳春砂	Amomum villosum Lour.	姜科	成熟果实
		绿壳砂	Amomum villosum Lour. var. xanthioides T. L.Wu et Senjen	姜科	
		海南砂	Amomum longiligularg T. L. Wu	姜科	
44	胖大海	胖大海	Sterculia lychnophora Hance	梧桐科	成熟种子
45	茯苓	茯苓	Poria cocos (Schw.) Wolf	多孔菌科	菌核
46	香橼	枸橼	Citrus medica L.	芸香科	成熟果实
		香圆	Citrus wilsonii Tanaka	芸香科	
47	香薷	石香薷	Mosla chinensis Maxim.	唇形科	地上部分
		江香薷	Mosla chinensis 'jiangxiangru'	唇形科	
48	桃仁	桃	Prunus persica (L.) Batsch	蔷薇科	成熟种子
		山桃	Prunus davidiana (Carr.) Franch.	蔷薇科	

（续表）

序号	物质名称	植物名/动物名	拉丁学名	所属科名	使用部分	备注
49	桑叶	桑	*Morus alba* L.	桑科	叶	
50	桑葚	桑	*Morus alba* L.	桑科	果穗	
51	橘红	橘及其栽培变种	*Citrus reticulata* Blanco	芸香科	外层果皮	
52	桔梗	桔梗	*Platycodon grandiflorum* (Jacq.) A. DC.	桔梗科	根	
53	益智仁	益智	*Alpinia oxyphylla* Miq.	姜科	去壳之果仁，而调味品为果实	
54	荷叶	莲	*Nelumbo nucifera* Gaerth.	睡莲科	叶	
55	莱菔子	萝卜	*Raphanus sativus* L.	十字花科	成熟种子	
56	莲子	莲	*Nelumbo nucifera* Gaerth.	睡莲科	成熟种子	
57	高良姜	高良姜	*Alpinia officinarum* Hance	姜科	根茎	
58	淡竹叶	淡竹叶	*Lophatherum gracile* Brongn.	禾本科	茎叶	
59	淡豆豉	大豆	*Glycine max* (L.) Merr.	豆科	成熟种子的发酵加工品	
60	菊花	菊	*Chrysanthemum morifolium* Ramat.	菊科	头状花序	
61	菊苣	毛菊苣	*Cichorium glandulosum* Boiss. et Huet	菊科	地上部分或根	
	菊苣	菊苣	*Cichorium intybus* L.	菊科		

序号	名称	植物名	拉丁学名	科	药用部位	备注
62	黄芥子	芥	Brassica juncea (L.) Czern. et Coss	十字花科	成熟种子	
63	黄精	滇黄精	Polygonatum kingianum Coll. et Hemsl.	百合科	根茎	
		黄精	Polygonatum sibiricum Red.	百合科		
		多花黄精	Polygonatum cyrtonema Hua	百合科		
64	紫苏	紫苏	Perilla frutescens (L.) Britt.	唇形科	叶（或带嫩枝）	
65	紫苏子（籽）	紫苏	Perilla frutescens (L.) Britt.	唇形科	成熟果实	
66	葛根	野葛	Pueraria lobata (Willd.) Ohwi	豆科	根	
67	黑芝麻	脂麻	Sesamum indicum L.	脂麻科	成熟种子	在调味品中也称"胡麻、芝麻"
68	黑胡椒	胡椒	Piper nigrum L.	胡椒科	近成熟或成熟果实	在调味品中称"白胡椒"
69	槐花、槐米	槐	Sophora japonica L.	豆科	花及花蕾	
70	蒲公英	蒲公英	Taraxacum mongolicum Hand. -Mazz.	菊科	全草	
		碱地蒲公英	Taraxacum borealisinense Kitam.	菊科		
		同属数种植物		菊科		
71	榧子	榧	Torreya grandis Fort.	红豆杉科	成熟种子	

（续表）

序号	物质名称	植物名/动物名	拉丁学名	所属科名	使用部分	备注
72	酸枣、酸枣仁	酸枣	Ziziphus jujuba Mill. var. spinosa (Bunge) Hu ex H. F. Chou	鼠李科	果肉、成熟种子	
73	鲜白茅根（或干白茅根）	白茅	Imperata cylindrical Beauv. var. major (Nees) C. E. Hubb.	禾本科	根茎	
74	鲜芦根（或干芦根）	芦苇	Phragmites communis Trin.	禾本科	根茎	
75	橘皮（或陈皮）	橘及其栽培变种	Citrus reticulata Blanco	芸香科	成熟果皮	
76	薄荷	薄荷	Mentha haplocalyx Briq.	唇形科	地上部分	
		薄荷	Mentha arvensis L.	唇形科	叶、嫩芽	仅作为调味品使用
77	薏苡仁	薏苡	Coix lacryma-jobi L. var. mayuen. (Roman.) Stapf	禾本科	成熟种仁	
78	薤白	小根蒜	Allium macrostemon Bge.	百合科	鳞茎	
		薤	Allium chinense G. Don	百合科		
79	覆盆子	华东覆盆子	Rubus chingii Hu	蔷薇科	果实	
80	藿香	广藿香	Pogostemon cablin (Blanco) Benth.	唇形科	地上部分	

序号	中药材	动物名	拉丁学名	科	药用部位	备注
81	乌梢蛇	乌梢蛇	Zaocys dhumnades (Cantor)	游蛇科	剥皮、去除内脏的整体	仅限获得林业部门许可进行人工养殖的乌梢蛇
82	牡蛎	长牡蛎	Ostrea gigas Thunberg	牡蛎科	贝壳	
		大连湾牡蛎	Ostrea talienwhanensis Crosse	牡蛎科		
		近江牡蛎	Ostrea rivularis Gould	牡蛎科		
83	阿胶	驴	Equus asinus L.	马科	干燥皮或鲜皮经煎煮、浓缩制成的固体胶	
84	鸡内金	家鸡	Gallus gallus domesticus Brisson	雉科	沙囊内壁	
85	蜂蜜	中华蜜蜂	Apis cerana Fabricius	蜜蜂科	蜂所酿的蜜	
		意大利蜂	Apis mellifera Linnaeus	蜜蜂科		
86	蝮蛇（蕲蛇）	五步蛇	Agkistrodon acutus (Günther)	蝰科	去除内脏的整体	仅限获得林业部门许可进行人工养殖的蝮蛇
新增中药材物质						
1	人参	人参	Panax ginseng C. A. Mey	五加科	根和根茎	为 5 年及 5 年以下人工种植的人参；食用量 ≤3 克/天；孕妇、哺乳期妇女及 14 周岁以下儿童不宜食用

序号	物质名称	植物名 / 动物名	拉丁学名	所属科名	使用部分	备注
2	山银花	华南忍冬	Lonicera confuse DC.	忍冬科	花蕾或带初开的花	
		红腺忍冬	Lonicera hypoglauca Miq.			
		灰毡毛忍冬	Lonicera macranthoides Hand. –Mazz.			
		黄褐毛忍冬	Lonicera fulvotomentosa Hsu et S. C. Cheng			
3	香菜	香菜	Coriandrum sativum L.	伞形科	果实、种子	
4	玫瑰花	玫瑰	Rosa rugosa Thunb 或 Rose rugosa cv. Plena	蔷薇科	花蕾	
5	松花粉	马尾松	Pinus massoniana Lamb.	松科	干燥花粉	
		油松	Pinus tabuliformis Carr.			
6			同属数种植物			
7	粉葛	甘葛藤	Pueraria thomsonii Benth.	豆科	根	
8	布渣叶	破布叶	Microcos paniculata L.	椴树科	叶	仅作为凉茶饮料原料；使用量≤15克/天
9	夏枯草	夏枯草	Prunella vulgaris L.	唇形科	果穗	仅作为凉茶饮料原料，使用量≤9克/天
10	当归	当归	Angelica sinensis (Oliv.) Diels.	伞形科	根	仅限用于香辛料；使用量≤3克/天

				科		使用规定
11	山柰	山柰	Kaempferia galanga L.	姜科	根茎	仅作为调味品使用；使用量≤6克/天；在调味品中标示"根、茎"
12	西红花	藏红花	Crocus sativus L.	鸢尾科	柱头	仅作为调味品使用；使用量≤1克/天；在调味品中也称"藏红花"
13	草果	草果	Amomum tsao-ko Crevost et Lemaire	姜科	果实	仅作为调味品使用；用量≤3克/天
14	姜黄	姜黄	Curcuma Longa L.	姜科	根茎	仅作为调味品使用；使用量≤3克/天；在调味品中标示"根、茎"
15	毕菱	毕菱	Piper longum L.	胡椒科	果实或成熟果穗	仅作为调味品使用；用量≤1克/天

注：排序按照植物、动物，再按笔画。